健診データで困ったら

よくある検査異常への対応策

編集

国立病院機構本部総合研究センター長
伊藤澄信

医学書院

〈ジェネラリストBOOKS〉
健診データで困ったら―よくある検査異常への対応策
発　　行　2017年4月1日　第1版第1刷©
　　　　　2017年12月15日　第1版第2刷
編　集　伊藤澄信
　　　　　　い とう すみのぶ
発行者　株式会社　医学書院
　　　　代表取締役　金原　優
　　　　〒113-8719　東京都文京区本郷1-28-23
　　　　電話　03-3817-5600（社内案内）

印刷・製本　横山印刷

本書の複製権・翻訳権・上映権・譲渡権・貸与権・公衆送信権（送信可能化権を含む）は株式会社医学書院が保有します．

ISBN978-4-260-03054-0

本書を無断で複製する行為（複写，スキャン，デジタルデータ化など）は，「私的使用のための複製」など著作権法上の限られた例外を除き禁じられています．大学，病院，診療所，企業などにおいて，業務上使用する目的（診療，研究活動を含む）で上記の行為を行うことは，その使用範囲が内部的であっても，私的使用には該当せず，違法です．また私的使用に該当する場合であっても，代行業者等の第三者に依頼して上記の行為を行うことは違法となります．

JCOPY　〈出版者著作権管理機構　委託出版物〉
本書の無断複製は著作権法上での例外を除き禁じられています．複製される場合は，そのつど事前に，出版者著作権管理機構（電話 03-3513-6969，FAX 03-3513-6979，info@jcopy.or.jp）の許諾を得てください．

執筆者一覧（執筆順）

伊藤	澄信	国立病院機構本部総合研究センター
山田	康博	国立病院機構東京医療センター総合内科
永井	利幸	National Heart and Lung Institute Imperial College London
香坂	俊	慶應義塾大学病院循環器内科
松永	達雄	国立病院機構東京医療センター臨床研究センター・耳鼻咽喉科
佐藤	匡	順天堂大学医学部附属順天堂医院呼吸器内科
瀬山	邦明	順天堂大学医学部附属順天堂医院呼吸器内科
髙橋	理	聖路加国際病院一般内科
大隈	智尚	大阪市立大学大学院医学研究科放射線診断学・IVR学／放射線腫瘍学
井上	義一	近畿中央胸部疾患センター臨床研究センター
古堅	誠	琉球大学大学院医学研究科感染症・呼吸器・消化器内科学講座（第一内科）
藤田	次郎	琉球大学大学院医学研究科感染症・呼吸器・消化器内科学講座（第一内科）
後藤	聖司	国立病院機構九州医療センター脳血管・神経内科
矢坂	正弘	国立病院機構九州医療センター脳血管・神経内科
岡田	靖	国立病院機構九州医療センター臨床研究センター
小川	眞広	日本大学病院消化器内科
桑	克彦	一般社団法人臨床検査基準測定機構
北村	聖	国際医療福祉大学医学部
八橋	弘	国立病院機構長崎医療センター臨床研究センター
加藤	元嗣	国立病院機構函館病院
間部	克裕	国立病院機構函館病院消化器病センター
大島	久二	国立病院機構東京医療センター
牛窪	真理	国立病院機構東京医療センターリウマチ膠原病内科
東田美沙子		国立病院機構東京医療センターリウマチ膠原病内科
武井江梨子		国立病院機構東京医療センターリウマチ膠原病内科
泉	啓介	国立病院機構東京医療センターリウマチ膠原病内科
秋谷久美子		国立病院機構東京医療センターリウマチ膠原病内科

一瀬　雅夫	帝京大学医学部
小林　泰士	兵庫県立尼崎総合医療センター循環器内科
佐藤　幸人	兵庫県立尼崎総合医療センター循環器内科
木村健二郎	JCHO東京高輪病院
河津　晶子	聖路加国際病院一般内科
藤原佐枝子	広島原爆障害対策協議会 健康管理・増進センター
末廣　寛	山口大学大学院医学系研究科臨床検査・腫瘍学講座
松本　俊彦	山口大学大学院医学系研究科臨床検査・腫瘍学講座
山﨑　隆弘	山口大学大学院医学系研究科臨床検査・腫瘍学講座
髙橋　哲也	広島大学大学院医歯薬保健学研究院 応用生命科学部門 脳神経内科学
松本　昌泰	JCHO星ヶ丘医療センター
小野　啓資	厚生中央病院総合内科
市原　清志	山口大学大学院医学系研究科保健学専攻・生体情報検査学

編集のことば

　本書は雑誌「JIM」2012年5月号および雑誌「総合診療」2015年8月号の2回にわたって特集された企画「健診データで困ったら」を改訂し書籍化したものである．この2冊の特集号はいずれも「完売」となっており，読者の関心が高かった領域である．書籍化にあたり，執筆者は一部変更されているが，内容は最新のエビデンスに基づいてupdateされている．

　3人に1人が65歳以上，5人に1人が75歳以上となる2025年に向けて，生活習慣病の予防やがんの早期発見・治療を通じた医療費抑制が期待され，生活習慣病の予防や早期発見を目的とした特定健康診査や市町村が実施しているがん検診，労働衛生安全法に基づく定期健康診断の代わりとしての人間ドックなどの健康診断が積極的に実施されている．「健診」は健康づくりの観点から経時的に値を把握することが望ましい検査群，「検診」は疾患自体を確認するための検査群と整理されるが，健診において行われる検査項目の一部は，測定値などにより疾患リスクの確認と疾患自体の確認の両方の性質を持っているので，検査によっては健診か検診かを区別することは難しい．本書内の記載は健診という用語を主に使っている点についてはご容赦いただきたい．

　厚生労働省では「特定健康診査・特定健康診断指導の在り方に関する検討会」，「労働安全衛生法に基づく定期健康診断等のあり方に関する検討会」，「保険者による健診・保健指導等に関する検討会」などが2016年初めから開催され，2018年度の第三期特定健康診査に向けて最終報告書がとりまとめられつつある．特定健診の検査項目について，LDLコレステロールから国際的に用いられているnon-HDLコレステロールに変更される可能性があるなど，健診にも変化の波が押し寄せている．

　がんの体細胞変異に基づく治療薬が一般化し，民間の「遺伝子検査」が低

価格で提供され，遺伝子検査についての相談も増えてきた．呼吸機能検査，脳ドック，ピロリ菌，ペプシノゲン検査，腫瘍マーカー，睡眠呼吸検査など異常と判断された「患者」への対応は自分の得意領域以外では自信がもてないことが多い．「健診異常」で困った際に，健診項目に係る最新知識がコンパクトにまとまった本書がジェネラリストの皆様の診療に役立てば望外の幸せである．

2017 年 3 月

伊藤澄信

目次

編集のことば ……………………………………………… 伊藤澄信　v

イントロダクション

ジェネラリストのための「健診異常」への対応 ………… 伊藤澄信　2

健診データで困ったら―よくある検査異常への対応策

【身体測定・生理】
「BMI（体重）の低下がある」と言われたら ……………………… 山田康博　10
心電図で「非特異的 ST-T 変化がある」と言われたら ……… 永井利幸・香坂　俊　15
「聴力低下がある」と言われたら ……………………………… 松永達雄　20
呼吸機能に異常が見つかったら …………………………… 佐藤　匡・瀬山邦明　24

【X 線・超音波】
胸部単純 X 線写真で「胸膜肥厚がある」/「ブラがある」と言われたら
　……………………………………………………… 大隈智尚・井上義一　37
胸部 CT の異常と経過観察の仕方 ……………………… 古堅　誠・藤田次郎　42
「動脈硬化がある」と言われたら ……………… 後藤聖司・矢坂正弘・岡田　靖　49
腹部エコーに異常所見があったら ……………………………… 小川眞広　56

【生化学・血液学・血清学・尿】
血液の検査で異常があったら（a：白血球が少ない／b：赤沈が亢進している／
　c：軽度の貧血がある, と言われた） ………………………… 北村　聖　78
「肝機能が正常で B 型肝炎の抗原が陽性」/「肝機能が正常で
　C 型肝炎の抗体が陽性」と言われたら ……………………… 八橋　弘　83
「ピロリ菌が陽性」と言われたら ………………………… 加藤元嗣・間部克裕　88

リウマトイド因子(RF)または抗CCP抗体,抗核抗体が陽性だったら
　　　　　　大島久二・牛窪真理・東田美沙子・武井江梨子・泉　啓介・秋谷久美子　95
「血清ペプシノゲン検査が異常」と言われたら　　　　　　　　　　　一瀬雅夫　105
NT-proBNPが異常値だったら　　　　　　　　　　　　　　小林泰士・佐藤幸人　113
腎臓の検査で異常があったら　　　　　　　　　　　　　　　　　　木村健二郎　122
【その他】
「骨量が少ない」と言われたら　　　　　　　　　　　　　　　　　藤原佐枝子　140
腫瘍マーカーが高かったら　　　　　　　　　　　　末廣　寛・松本俊彦・山﨑隆弘　146
脳ドック(頭部MRI)で所見を指摘されたら　　　　　　　　髙橋哲也・松本昌泰　152
睡眠呼吸検査が陽性だったら　　　　　　　　　　　　　　　　　　小野啓資　160

索引　　　　　　　　　　　　　　　　　　　　　　　　　　　　　　　　　179

ワンポイントレクチャー

❶ 健康診断の至適間隔―健診は毎年必要か?　　　　　　　　　　　　髙橋　理　32
❷ 臨床検査の標準化と臨床検査値　　　　　　　　　　　　　　　　　桑　克彦　74
❸ 健康診断と遺伝子検査―予防医療の時代に向けて　　　　　　　　　河津晶子　134
❹ 健康人の「基準範囲」と「臨床判断値」　　　　　　　　　　　　　　市原清志　170

ブックデザイン：菊地昌隆(アジール)

イントロダクション

イントロダクション

ジェネラリストのための「健診異常」への対応

一般内科外来で困る健診データ

　患者が異常値の出た健診結果をもって外来にやってきたら，ジェネラリストはどのように対応すればよいのだろうか．成人の一般的な健康診断で異常値がみられた場合の相談者への説明と対応は，標準化されているようで標準化されていない．無症状で検査値に軽度の異常がみられた場合，どの程度の間隔で再検するのかは迷うところである．本書は，診療ガイドラインに基づいた異常値への対応方針を示すことを目的として編集している．

　いわゆる健康診断には，労働安全衛生法に基づく定期健康診断，高齢者の医療の確保に関する法律に基づく特定健康診査（医療保険者が義務として40歳以上75歳未満の被保険者・被扶養者に実施），健康増進法に基づき市町村が実施しているがん検診，人間ドックなどの任意の健康診断がある．健診は必ずしも疾患自体を確認するものではないが，健康づくりの観点から経時的に値を把握することが望ましい検査群であり，検診は主に疾患自体を確認するための検査群とされている．

患者に何を説明すべきか

　がん検診に代表される検診は疾患を発見するためのスクリーニング検査であるが，その検査結果が必ずしも疾患の存在を示すことではないことをまず，受検者に伝えるべきである．たとえば，国立がん研究センターがん対策情報センターの胃がん検診についてのホームページに提供された情報では胃X線

検診の感度（がんのあるものをがんと正しく診断する精度）はおおむね 70～80％，特異度（がんでないものを正しくがんがないと診断する精度）は 90％，陽性反応適中度（精密検査が必要と判断されたうち，本当にがんがあった割合）は 0.7～2.0％と示されている．これは「胃 X 線検査では胃がんがあるにもかかわらず，見逃す可能性が 20～30％あり，仮に要精密検査といわれても，実際にがんが見つかる可能性は 0.7～2.0％である」ということである．このことをまず，検診で要精密検査といわれた受検者に伝え，そのうえで精密検査を勧める必要がある．

健診は自覚症状のない疾病または自覚症状のない段階で早期に危険因子や疾病を発見することが目的としており，生活習慣病を中心とした予防に向けての生活指導に導くためのものである．その際，生活改善のための一歩を踏み出してもらうために，相談者が抱えているリスクを丁寧に説明することが大切である．ジェネラリストが把握しておかなければならないことは，検査値に基づいて，将来，発症する可能性の程度を伝えることにある．

検査値をどう解釈するか

検査値を解釈するためには，基準範囲と臨床判断値の考え方を整理する必要がある．日本人間ドック学会と健康保険組合連合会が 150 万人の健診検査データのうち 34 万人の「健康人」を分析して性別・年齢別の基準範囲（表1）を公表したのは 2014 年 4 月であるが，この基準範囲と臨床判断値との議論が巻き起こった．基準範囲と臨床判断値の詳細な解説は別の項目に譲るが，人間ドック学会が示したスーパーノーマルな健常人の横断調査によって得られた基準範囲のうち，とりわけ問題になったのが前向き追跡調査成績によって定められた高血圧，脂質異常症に係る臨床判断値との解離である．人間ドック学会でも正常と判定する基準と基準範囲が異なっているものが多い．基準範囲を超えていれば，健康とは言えないが，基準範囲内であるから疾病はない（あるいは起きる可能性は低い）とは言えないことを理解しておく必要がある．

表1 基準範囲，臨床判断値の比較

	単位	性別 (年齢)	人間ドック学会等の基準範囲 下限値	人間ドック学会等の基準範囲 上限値	人間ドック学会基準値[1]	脳心血管病予防に関する包括的リスク管理チャート[2]	高尿酸血症・痛風の治療ガイドライン
収縮期血圧	mmHg		88	147	129以下	140	
拡張期血圧	mmHg		51	94	84以下	90	
総コレステロール	mg/dl	男	151	254	140-199		
		女(30-44)	148	238			
		女(45-64)	163	273			
		女(65-80)	175	280			
LDL-C	mg/dl	男	72	178	60-119	140	
		女(30-44)	61	152			
		女(45-64)	73	183			
		女(65-80)	84	190			
BMI	kg/m^2	男	18.5	27.7	25以下		
		女	16.8	26.1			
尿酸	mg/dl	男	3.6	7.9	2.1-7.0		無症候性高尿酸血症への薬物療法の導入は8.0 mg/dl以上を目安とする
		女	2.6	5.9			
中性脂肪	mg/dl	男	39	198	30-149	150	
		女	32	134			
空腹時血糖	mg/dl	男	83	114	99以下	100-125	
		女	78	106			
HbA1c	%	男	4.97	6.03	5.5以下	5.6-6.4%	
		女(30-44)	4.83	5.83			
		女(45-64)	4.96	6.03			
		女(65-80)	5.11	6.2			
e-GFR	ml/min/1.73 m^2	(30-44)	62	111	60以上	60以下	
		(45-64)	55	100			
		(65-80)	50	94			

1) 日本人間ドック学会の基本項目で「A．異常なし」とされる検査値
2) 脳心血管病予防に関する包括的リスク管理チャートでリスク因子とされる基準値

エビデンスに基づく健診項目の見直し

　高齢者の医療の確保に関する法律に基づいて40歳から74歳までを対象に平成20年度から始まった「特定健康診査・特定保健指導」はメタボリックシンドロームの概念に基づいて内臓脂肪蓄積に起因する虚血性心疾患，脳血管疾患などの発症リスクの低減を図るために実施されている（表2）．平成30年度からの第3期に向けて，平成28年1月から開催されている特定健康診査・特定保健指導の在り方に関する検討会は「対象とする健康事象もしくは検出可能な危険因子に対して適切な検査や診断法，科学的知見に基づいた効果的な治療・介入手段があること，早期に治療・介入する方がより良い予後をもたらすことを示すエビデンスがあること」を前提にして，健診項目や受診勧奨判定値および保健指導判定値の見直しの議論が進んでおり，その詳細は厚生労働省のホームページ[1,2]に掲載されており，臨床判断値に基づく，カットオフ値の議論などこの領域のエビデンスの総説となっている．ジェネラリストとして一読の価値がある．なお，同時期に労働安全衛生法に基づく定期健康診断などの診断項目などについても検討が行われている[3]．

変わる可能性のある健診項目

　この特定健康診査等に係る検討の中で，従来からわが国で用いられている直接測定されているLDLコレステロールは検査の信頼度の関係から国際的にはほとんど用いられておらず，国際的にはLDLコレステロールはFriedewald式（LDLコレステロール＝総コレステロール-HDLコレステロール-中性脂肪/5）が用いられているが，このLDLコレステロールよりも総コレステロール−HDLコレステロールであるnon-HDL-Cが脳・心血管疾患等の予測能が優れているという文献が多いため，血中脂質の検査項目として，総コレステロール，HDLコレステロール，中性脂肪に変更される可能性があること．血糖測定として空腹時測定ならびにHbA1cが基本であるが，随時血糖のみとなった場合の受診勧奨判定値は食後3.5時間以上経過した場合には，随時血糖値を受診勧奨判定値に用いることができ，その基準は空腹時血糖値と同じく126 mg/dlとされ，保健指導判定値も空腹時と同じく100 mg/dl

表2 特定健康診査項目と判定値

			保健指導判定値	受診勧奨判定値	単位
診察	質問項目（問診）				
	計測	身長			cm
		体重			kg
		BMI	25		kg/m^2
		腹囲	男性 85, 女性 90		cm
	身体診察				
	血圧	収縮期血圧	130	140	mmHg
		拡張期血圧	85	90	mmHg
血中脂質	中性脂肪		150	300	mg/dl
	HDL コレステロール		39	34	mg/dl
	LDL コレステロール		120	140	mg/dl
肝機能	AST（GOT）		31	51	U/l
	ALT（GPT）		31	51	U/l
	γGTP		51	101	U/l
代謝系	空腹時血糖[*2]		100	126	mg/dl
	HbA1c[*2]		5.6	6.5	%
	尿糖（判定量）				
血液一般	ヘマトクリット値[*1]				
	血色素量[*1]		13.0（男性） 12.0（女性）	12.0（男性） 11.0（女性）	g/dl
	赤血球数[*1]				
尿腎機能	尿蛋白（半定量）				
12 誘導心電図[*1]					
眼底検査[*1]					
新たな提案	Non-HDL		150	170	mg/dl
	随時血糖[*3]		100	126	mg/dl
	eGFR[*1]		60	45	ml/分/1.73 m^2

[*1] 医師の判断に基づき選択的に基づき選択的に実施する項目
[*2] いずれかの項目の実施でも可
[*3] 食後 3.5 時間以降

とされる予定となっている．また新たに尿蛋白ならびに血清クレアチニン値による eGFR が心血管イベント，末期腎不全の独立した危険因子であるため，尿

蛋白1＋以上は医療機関受診勧奨，尿蛋白±は保健指導の対象とする．eGFR 45未満は受診勧奨，eGFR 60未満は保健指導とする提案がなされている．

文献

1) 特定健康診査・特定保健指導の在り方に関する検討会．厚生労働省健康局（http://www.mhlw.go.jp/stf/shingi/other-kenkou.html?tid=322611）
2) 第3期特定健康診査等実施計画期間（平成30年度〜35年度）における 特定健診・保健指導の運用の見直しについて（議論のまとめ）；保険者による健診・保健指導等に関する検討．保険局医療介護連携政策課（http://www.mhlw.go.jp/file/05-Shingikai-12401000-Hokenkyoku-Soumuka/0000149238.pdf）
3) 労働安全衛生法に基づく定期健康診断等のあり方に関する検討会報告書．平成28年12月28日，厚生労働省労働基準局安全衛生部労働衛生課

（伊藤澄信）

健診データで
困ったら

よくある検査異常への対応策

身体測定・生理

「BMI（体重）の低下がある」と言われたら

Question & Answer

Q 体重減少を指摘された患者さんが来院されましたが，どこから手を付けたらいいのかわかりません．内視鏡検査やCTをすればよいのでしょうか？

A まずは真の体重低下であるかを確認し，病歴と身体所見で考えられる原因を絞り込みましょう．原因が不明の場合に追加検査を考慮することになりますが，患者さんが不要な検査漬けにならないようにも注意が必要です．

Case

患者 52歳，女性
既往歴 28歳 虫垂炎　**内服歴** ゾルピデム
嗜好歴 喫煙 current smoker 20本×30年，飲酒なし
現病歴 半年くらい前より仕事中に倦怠感を感じることが多くなってきた．更年期かと思って経過を見ていたがなかなか改善しなかった．同時期より近医から処方されたゾルピデムを使用することが多くなり，ここ数カ月はほとんど毎日内服している．年に1回行われている職場の健康診断で体重が52 kgと1年前よりも6 kg低下していたために医療機関を受診するように指導されて受診した．検診の検査内容では採血

や心電図，胸部X線などに異常所見は認めていなかった．病歴聴取で経口摂取量の低下とうつ病の2質問法が陽性であったため，精神科を紹介したところまずは適応障害か抑うつ傾向として産業医を介したうえで環境調整を行うこととなった．

体重減少の定義とは ―危険な「意図せぬ体重減少」を見つける―

　まずは前回の検診のデータなどを確認し診察室で再度体重を測定するなどして，真の体重低下があるかどうかを確認する．体重低下を訴える患者のうち半数が実際には体重低下を認めないとも言われているからである[1]．体重低下は①体重の状態（低体重）と，②体重変化（通常体重からの体重減少）に大別される．低体重はBMI 18.5 kg/m^{2}未満の状態と定義され，臨床的に重要な体重減少は6～12カ月の間に4.5 kg以上の減少もしくは5％以上の減少とされる[2]．

　体重減少の定義を満たす場合，それが意図せぬ体重減少であるのか，心不全の治療中やダイエット中などの意図的な体重減少であるかを確認する．もちろん危険なのは意図せぬ体重減少のほうで，米国の5,000人を対象にしたある観察研究では意図せぬ体重減少があった人は12年での死亡率が24％上昇していた．

　次に体重減少の原因を検索することになるが，病態生理からはエネルギー消費量の増大か，エネルギー摂取量の低下のどちらかである．疾患分類別では悪性腫瘍が同定されるのは15～30％程度，非悪性の消化器疾患は10～20％程度で，精神疾患は10～23％程度，最大25％は原因不明であったとの報告もある[3, 4]．覚え方の1つ「MEALS ON WHEELS（食事の宅配サービスのこと）」を表1に示す．

表1 MEALS ON WHEELS（高齢者の食欲不振・体重減少）[5]

- M Medication
- E Emotional
- A Alcohol, Anorexia
- L Late life paranoia
- S Swallowing problems
- O Oral problems
- N Nosocomial infections No money
- W Wandering dementia
- H Hyper/hypothyroidism　Hyperglycemia
- E Enteral problems
- E Eating problems
- L Low calorie
- S Stones Shopping problems Social problems

注目すべき病歴と身体所見

　病歴では一般的な聴取とともに，体重減少のパターン（慢性 or 急性，進行 or 安定，繰り返しているかどうか），身体活動，食生活に注目して聴取する．特に食生活については拒食だけでなく過食についても聴取し，嘔吐がないか，食生活の変化に社会的な要素が関係していないかも確認し，神経性食思不振症などの精神疾患の除外を行う．うつ病の可能性に対しては2質問法や Patient Health Questionnaire（PHQ）-9 を使用するとよい．高齢者の場合は認知症が疑われる場合は Mini-cog によるスクリーニングや改訂長谷川式簡易知能評価スケール（HDS-R）を，高齢者うつ病疑いでは Geriatric Depression Scale（GDS）を行う．悪性腫瘍の関連として微熱，盗汗，倦怠感，便性状（血便，黒色便）などは確認しておきたい．

　身体所見は原因を明らかにすることに非常に重要であり，身体所見で異常を認めた体重減少患者の59％に悪性腫瘍もしくは器質的疾患が認められたとの報告がある[6]．

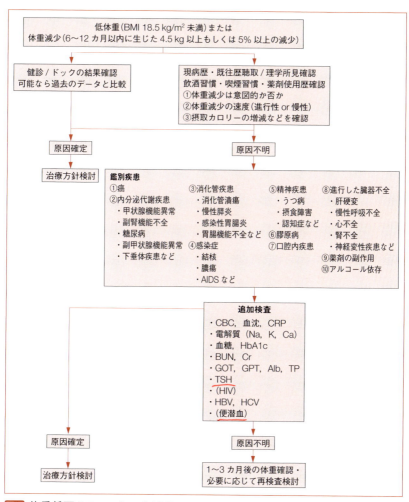

図1 体重低下のフローチャート（文献7より改変）

検査の組み方

　上記の身体所見まで行って疑われる疾患があればその疾患についての検査を追加する．もしそれが不明の場合，図1のフローチャートに記載された検査を行う．悪性腫瘍のリスクがある場合にはそれらに対する検査も考慮する．特に，便潜血が陽性であった場合や大腸がんリスクが高いと考えられた場合

には下部消化管内視鏡検査を検討する．

フォローアップのタイミング

　上記検査までで原因が不特定の場合，1〜3カ月後の再診を予定し経過をみる．もしその間に病歴や身体所見に変化があった場合には内容に応じて追加の検査を行う．

患者への説明のポイント

・体重が減少する原因はたくさんあります．
・原因によって治療法や回復の状況が異なるので，まずはその原因を明らかにすることが重要です．
・しかし追加検査を行っても4人に1人は原因不明です．原因不明の場合は定期的に受診していただき経過をみていくことになります．

文献

1) Marton KL, et al：Involuntary weight loss：diagnostic and prognostic significance. Ann Intern Med 95(5)：568-574, 1981
2) Bouras EP, et al：Rational approach to patients with unintentional weight loss. Mayo Clin Proc 76(9)：923-929, 2001
3) Rabinovitz M, et al：Unintentional weight loss. A retrospective analysis of 154 cases. Arch Intern Med 146(1)：186-187, 1986
4) Thompson MP, et al：Unexplained weight loss in the ambulatory elderly. J Am Geriatr Soc 39(5)：497-500, 1991
5) Morley JE：Anorexia of aging：physiologic and pathologic. Am J Clin Nutr 66(4)：760-773, 1997
6) Bilbao-Garay J, et al：Assessing clinical probability of organic disease in patients with involuntary weight loss：a simple score. Eur J Intern Med 13(4)：240-245, 2002
7) 藤林和俊：BMI（体重）の低下がある，と言われた．JIM 22(5)：376-377, 2012.

（山田康博）

身体測定・生理

心電図で「非特異的ST-T変化がある」と言われたら

Question & Answer

Q 健診の心電図検査で非特異的ST-T変化を認めた場合，どのように対応するか？

A ほとんどの症例ではそのまま経過観察．ただし，胸部症状などを有するなど循環器疾患が強く疑われる場合は，運動負荷検査や核医学・超音波画像検査などで器質的心疾患の検索を行う．仮に明らかな疾患を特定できなくとも，特に「軽微」な心電図異常を複数認める場合は，リスク因子のコントロールをより確実に行う．

Case

「健診の心電図検査で非特異的ST-T変化があると言われたのですが…」

患者 51歳，女性
主訴 特になし．
既往歴 3年前から高血圧，高コレステロール血症を指摘されている．糖尿病なし．
内服薬 なし
現病歴
　今年の会社の健康診断で心電図検査を受けたところ，図1のような

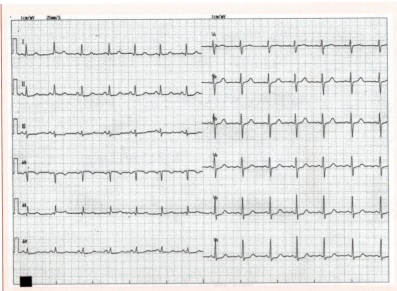

図1 健診時心電図（II, III, aVF, V4-6 誘導で ST 低下を認める）

非特異的 ST-T 変化を指摘され，外来を受診した．
身体所見
　頸静脈怒張なし，心雑音なし，下腿浮腫なし，他特記すべき異常所見なし
主治医としてどのように対応すればよいのだろうか．

　おそらく大部分の方の頭をかすめる虚血性心疾患や心筋症といった疾患以外にも，多種多様な要因（閉経などホルモンバランスの変化，薬剤，電解質異常，脳神経疾患，感染症，肺疾患，心肥大など）が心電図所見に影響を与えることを肝に銘じる必要がある．特に ST-T 部分は心室の再分極過程を表し，簡単にいろいろな影響を受けて変化する（ある循環器内科の成書には，300 以上も ST を変化させる要因がリストアップされている）．
　非特異的 ST-T 変化[*1]とは，このうち原因がはっきりしないものであるが，実は上記のような特に虚血を示唆するようなエピソードもなく，主だった検査所見の異常も見つけられないようなものを指す．実は健康診断で見つかるも

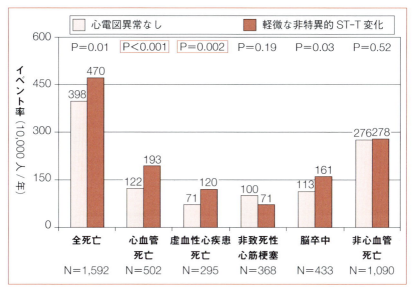

図2 軽微な非特異的 ST-T 変化と予後　　　　　　（文献1より引用改変）

のはここに含まれるものがほとんどである．疫学的な調査結果をみてみると，

- 米国 Northwestern 大学の Anita Kumar 氏らは，無症状で大きな心電図異常を認めない 3,224 例を追跡し，そのなかで軽度非特異的 ST-T 異常が認められた症例は，233 例（7.2%）であり，有所見症例は無所見症例と比較し，特に心血管疾患による死亡リスクが増大したと報告した（図2）．さらに，心血管死に関わる重要な因子で補正後も虚血性心疾患による死亡のリスクは 1.76 倍であった[1]．

GMノート

*1　非特異的 ST-T 変化

　虚血性心疾患では，心電図上，ST-T 変化が認められることがある．また，左室肥大などでも，ST-T 変化を認める．一方，原因がはっきりしない無症状の ST-T 変化を一括して，非特異的 ST-T 変化と呼んでいる．こうした方の心血管系イベントの発生率が若干高くなるが，リスクファクターの管理に重きをおくことは変わらない．心電図変化にとらわれず，問診や背景情報から方針を決める必要がある．

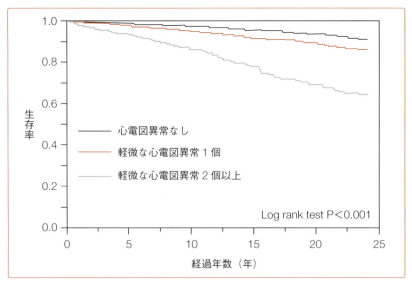

図3 「軽微」な心電図所見の蓄積が長期予後に及ぼす影響（文献3より）

　この研究は対象が平均年齢70歳程度の高齢者だったが，他の中年男女を対象とした研究でもほぼ同様な結果が得られている[2]．ほかにも最近，わが国の健常一般集団における約15,000例の心電図解析の結果，非特異的ST-T変化，軸異常，左室高電位，脚ブロックなどのような「軽微」な心電図異常が複数合併している場合の予後は有意に不良であったと報告されている（図3）[3]．

　しかしながら，上記の研究での絶対的なリスクの差はわずかであったため，現実にはほとんどの症例でそのまま経過観察を行うことになる．胸部症状を有するなど，ごく一部の最近の虚血・心不全のイベントが疑われる場合や心雑音を聴取する場合などは，早期に循環器専門医に紹介のうえ，画像検査などで器質的心疾患の有無の評価を行うが，心電図だけでこの判断を行うことは不可能である（非特異的なST-T変化は仮に虚血が絡んでいたとしても局在もなければ，重症度も反映しない）．ただし，明らかな心臓疾患を特定できなくとも，特に「軽微」な心電図異常を複数有するような場合，リスク因子のコン

トロール(血圧,脂質,喫煙習慣などの管理)は確実に行うことが重要であり,これが健診心電図によるリスク層別の大きな意義と言えよう.

文献

1) Kumar A, et al : Prevalence, prognosis, and implications of isolated minor non-specific ST-segment and T-wave abnormalities in older adults : Cardiovascular Health Study. Circulation 118(25):2790-2796, 2008.
2) Greenland P, et al : Impact of minor electrocardiographic ST-segment and/or T-wave abnormalities on cardiovascular mortality during long-term follow-up. Am J Cardiol 91(9):1068-1074, 2003.
3) Inohara T, et al : Cumulative impact of axial, structural, and repolarization ECG findings on long-term cardiovascular mortality among healthy individuals in Japan: National Integrated Project for Prospective Observation of Non-Communicable Disease and its Trends in the Aged, 1980 and 1990. Eur J Prev Cardiol 21(12): 1501-1508, 2014.

〈永井利幸・香坂 俊〉

身体測定・生理

「聴力低下がある」と言われたら

Question & Answer

Q 聴力低下の患者の問診で確認すべきことは？

A 年齢，聴力低下の自覚の有無，発症時期，両耳か片耳か，急性発症か慢性発症か，騒音曝露の既往（特に職業性），薬剤使用歴（アミノグリコシドなど），家族歴を確認する．

Case

健診で聴神経腫瘍が発見された1例

患者 56歳，女性

家族歴 特になし

現病歴 半年ほど前から左耳に耳鳴りを感じていた．今年度の職場の健診で左聴力低下を指摘されて受診となる．特に，原因として思い当たることはないが，最近，夜間の歩行時にめまいを感じることがあるとのことであった．精査のために総合病院の耳鼻咽喉科を紹介したところ，聴力検査で左中等度感音難聴を認め，MRI による精査で径 24 mm の聴神経腫瘍が発見された．脳幹にも接しているため手術治療となり全摘出に成功した．左聴力は保存できなかったが，それ以外の障害は残らなかった．現在は職場復帰を果たして以前と同様に勤務を続けている．経過観察のため 1 年に 1 回の通院中である．

健診での聴力検査

　健診の聴力検査では，1,000 ヘルツ (Hz) と 4,000 ヘルツの周波数の音が一定の音圧(音の大きさ)で聞こえるかどうかを検査している．1,000 ヘルツは日常会話の音域の代表とされる周波数であり 30 デシベル (dB) の音圧で判定し，4,000 ヘルツは加齢による聴力低下が早期に進む周波数であり 40 デシベルの音圧で判定している．学校保健として行われる児童，生徒，学生の健診では，1,000 ヘルツを 30 デシベル，4,000 ヘルツを 25 デシベルの音圧でそれぞれ聴力を判定している[1]．

感度，特異度，健診における陽性適中率

　多くの難聴患者では 1,000 ヘルツと 4,000 ヘルツの聞こえが低下しているため，これら 2 周波数を検査するだけでも感度の高い検査が可能である．ただし，一般的には聴力検査で平均 25 デシベル以下の音が聞こえる状態が正常とされているが，健診では 30 デシベルあるいは 40 デシベルの音で聴力を判定するため，軽度の難聴は検出できない．また，低い周波数 (125〜500 ヘルツ) の音の聞こえだけが悪くなる難聴も検出できない．

　診断のための精密聴力検査は防音室で行われるが，健診の聴力検査は防音されていない環境で実施されることが多い．周囲に騒音がある場所での検査では，ある程度大きい検査音でないと聞こえないために異常と判定されることがある(偽陽性)．偽陽性の鑑別には聴覚の精密検査が必要である．

　難聴がないのに聴力低下と判定される患者(偽陽性)の数は，難聴があって聴力低下と判定される患者数と比べると少ないため，陽性適中率も高い．

過剰診断の可能性

　加齢で聴力低下が進むのは疾患というよりも生理的な現象であり，加齢による難聴の程度には個人差がある．発症頻度は 65 歳以上で 25〜40％，75 歳以上で 40〜66％である[2]．加齢による難聴は，高い周波数から聴力の低下が進む．加齢による難聴に対する根本的治療はまだなく，生活の不便があ

る場合は補聴器[*1]によって不便の解決を図る．本人が補聴器を必要としない場合は，無理には勧めない．加齢による難聴では，このような特徴に配慮する．

「陽性」だった場合の一般内科における模範的な対応

　これまで難聴の診療を受けたことがない患者では，重大な疾患の初期症状である可能性や，生活上の不便や教育上の問題に対する対応がされていない可能性を考慮して，原因診断と治療のために耳鼻咽喉科に紹介する．以前に難聴の診療を受けていた患者でも，病態の進行を精査する必要があるため，耳鼻咽喉科への紹介が必要となる．

　紹介に際しては，聴力低下が全身的な疾患の一症状である場合もあるため，難聴以外の症状，家族歴，必要に応じて身体所見や検査所見を確認する．特に自己免疫疾患，ミトコンドリア病などの代謝性疾患などに注意を払う．難聴と糖尿病，心不全や不整脈，甲状腺腫，網膜色素変性症，色素異常などを合併する症候群があるため，これらの症状についても確認する．環境因子による難聴もあり，代表的なものは騒音下での仕事，耳毒性のある薬剤使用である．これらへの曝露についても問診で確認する．聴覚の精査のために耳鼻咽喉科へ紹介する際には，以上の全身的な情報，環境因子に関する情報を添えることが望ましい．

「放置してよい基準」，「緊急の対応を要する基準」

　健診は毎年受ける人も多いが，治療で回復しなければ，聴力低下の指摘を毎回受ける．すでに診断がつき治療の必要がない状態，あるいは治療が終了

GM ノート

*1　補聴器
　個別の患者の聴覚検査の結果に合わせて周波数ごとに音の増幅を調節することで会話や環境音の聴取効果が期待できる．実際に使用して，1〜2週間ごとに評価して，調整を加える．脳が補聴器の音に順応するためには数週間を要する．調整が決まった後も，定期的な機器のチェックと聴覚の状態のチェックが必要である．

している状態であれば，放置してよい．ただし，症状や所見の変化が認められる場合は，再発，進行，新たな疾患の除外のために耳鼻咽喉科を紹介する．

頭痛，めまい，顔面神経麻痺の症状を伴う場合は，真珠腫性中耳炎による頭蓋内合併症の可能性があり，生命にもかかわる場合があるので緊急の対応を要する．耳手術の体制が整備された耳鼻咽喉科へ紹介する．

フォローアップのタイミング

当初は，不便を感じなかった難聴でも，加齢とともに不便が進む場合もある．高齢者の場合は難聴で補聴器を使用しないと，認知機能低下が早いとの報告がある[3]．このため1年に一度くらいは様子を確認するためにフォローアップすることが望ましい．

患者への説明のポイント

聴覚低下があっても生活上の問題を感じないと，専門的診療施設を受診しない患者が多い．このため，難聴の原因の一部には，真珠腫性中耳炎，聴神経腫瘍のように，痛みなどの症状がほとんどなくても生命にかかわる疾患があることを話して，不便があまりない場合でも受診するよう説明する．

文献

1) 調所廣之：選別聴力検査．日本聴覚医学会（編）：聴覚検査の実際 改訂3版，pp101-109，南山堂，2009．＜聴覚検査についてわかりやすく，具体的かつ正確に記載された手引き書＞
2) Yueh B, et al：Screening and management of adult hearing loss in primary care：scientific review. JAMA 289(15)：1976-1985, 2003．＜複数の文献データベースを用いて高齢者の難聴についての研究を調査した総説＞
3) Amieva H, et al：Self-reported hearing loss, hearing aids, and cognitive decline in elderly adults：A 25-year study. J Am Geriatr Soc 63(10)：2099-2104, 2015．＜65歳以上のフランス人の集団で行われた認知機能の前向き研究＞

（松永達雄）

身体測定・生理

呼吸機能に異常が見つかったら

Question & Answer

Q 「拘束性換気障害」あるいは「閉塞性換気障害」をきたす疾患・病態は？

A
- 拘束性換気障害：拘束性肺疾患（間質性肺炎・肺線維症，サルコイドーシス，塵肺，肺切除後など）のほか，神経筋疾患や胸壁疾患も含まれる．
- 閉塞性換気障害：気管支喘息，COPD（慢性閉塞性肺疾患），びまん性汎細気管支炎，閉塞性細気管支炎，気道閉塞など．

Case

健康診断の結果，「禁煙」を決意した65歳・男性

患者 65歳，男性．20歳から現在まで，1日約20本の喫煙を続けている．

既往歴 63歳時より高血圧症．

現病歴 半年ほど前から痰が絡むことが多くなり，階段を昇る時やゴルフの時などに軽度の息切れを自覚するようになっていた．会社の健康診断で呼吸機能異常を指摘され，近医を受診した．

呼吸機能検査の結果は，肺活量4.3 l（対標準値107％），1秒量2.3 l（対標準値71.5％），1秒率56.2％であった．胸部X線では肺野の過

> 膨張所見など認めなかったが，胸部CTで上葉を中心に気腫性変化が確認された．慢性閉塞性肺疾患（chronic obstructive pulmonary disease：COPD）と診断され，バレニクリン（チャンピックス®）による禁煙治療，および気管支拡張薬（吸入抗コリン薬）の吸入が開始された．

呼吸機能検査でわかること

　ルーチンの健康診断項目には含まれないことが多いと思われるが，咳や痰，息切れといった「呼吸器症状がある人」や「喫煙者」は，呼吸機能検査を受けることが勧められる．ただし，呼吸器症状があまりに強い場合や，検査への理解が得られない場合など，最大呼吸努力が困難な時には正確な結果が得られないことに留意する[*1]．

■ スパイロメトリーで拘束性か閉塞性か判定する

　スパイロメトリーは，呼吸機能検査の最も基本的な検査法で，X軸に時間，Y軸に肺気量の変化を記録したものである．

　安静呼吸を数回行ったあと，最大吸気位から最大呼気位までゆっくりと息を吐き出すことで，1回換気量（tidal volume：TV），肺活量（vital capacity；VC）などの肺気量分画が測定されるが，残気量（residual volume：RV）を含む分画は測定できない（図1）．

　また，最大吸気位から最大呼気位まで一気に息を呼出させると，努力呼気曲線が得られる（図2）．努力呼気曲線から努力性肺活量（forced vital capacity；FVC），1秒量（forced expiratory volume in 1 second：FEV$_1$），1秒率[*2]などが測定される．

GMノート

＊1　「努力性肺活量」と「肺活量」
　検査が適切に行われていれば通常，努力性肺活量（FVC）≦肺活量（VC）となる．FVCのほうが大きい場合には「測定が適切に行われなかった」と考えられる．

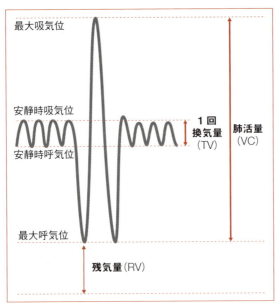

図1 肺気量分画

　さらに，測定機器によっては，フローボリューム曲線が得られる．フローボリューム曲線は，気流速度と肺気量の関係を図示したものであり，病態によって特徴的なパターンを示す（詳細は成書を参照されたい）．
　スパイロメトリーの結果によって，次の判定ができる．
- 拘束性換気障害：%VC（標準予測値VCに対する実測値の割合）＜80%
- 閉塞性換気障害：1秒率（FEV_1/FVC）＜70%

　このいずれもがみられる場合を「混合性障害」と呼ぶ．ただし，高度の閉塞性換気障害のため残気量が増大している場合に，これに伴うVCの低下がみ

GMノート

＊2　1秒率
　1秒率には，FEV_1をFVCで割ったもの（Gaenslerの1秒率）とVCで割ったもの（Tiffeneauの1秒率）があるが，結果の判定には一般的に前者が用いられる．

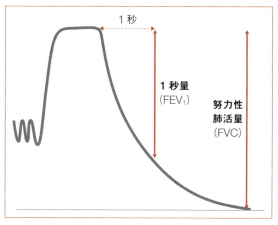

図2 努力呼気曲線

られ，見かけ上の混合性障害となることがある．このように，VC（あるいはFVC）とFEV$_1$相互の値に留意して，換気障害の有無を判定する必要がある．

拘束性換気障害があったら

　拘束性換気障害とは，肺容量が減少する病態であるが，肺自体の容積が減少する疾患（拘束性肺疾患）だけでなく，神経・筋，胸郭や胸膜の異常により肺が膨らまない状況も含まれることに注意が必要である．拘束性肺疾患には，間質性肺炎・肺線維症，サルコイドーシス，塵肺，肺切除後などがあり，後者の状況を呈するものとしては，神経筋疾患（筋萎縮性側索硬化症，横隔膜機能不全，重症筋無力症，筋ジストロフィーなど），胸壁疾患（胸郭・脊椎変形，胸水貯留，びまん性胸膜肥厚など）がある．

　これらの鑑別に胸部画像検査が必要であることは言うまでもないが，拘束性肺疾患と神経筋疾患では肺気量分画のパターンが異なる（拘束性肺疾患では機能的残気量が低下する）ため，ガス希釈法などによる肺気量分画測定の追加も有用である．

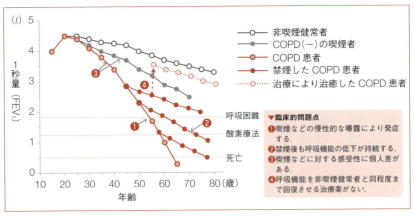

図3 1秒量の経年的変化に基づくCOPDの自然史と臨床的問題　　（文献2より改変）

閉塞性換気障害があったら―特にCOPDについて

　閉塞性換気障害とは，気道の狭窄によって，呼出が不十分になる病態である．気管支喘息，COPD，びまん性汎細気管支炎，閉塞性細気管支炎といった疾患や，気道閉塞をきたす状態（気道内腫瘍，異物など）が挙げられる．本項では，呼吸機能検査で診断される代表疾患として「COPD」について詳述する．

　COPDは，タバコ煙を主とする有害物質を長期に吸入曝露することで生じた肺の炎症性疾患であり，「完全には可逆的ではない気流制限」を特徴とする[1]．したがって，その診断には，1秒率の低下（$FEV_1/FVC<70\%$）が必要条件となる．従来言われてきた「肺気腫」と「慢性気管支炎」という概念がCOPDに包含されると考えられるが，現在では両者を区別せず扱うのが一般的である．

■ COPD増悪のプロセス

　図3[2]は，COPDの自然史と未解決な臨床的問題点を示したものであるが，まずわかることは，COPDの発症にはかなりの期間が必要であることである（図中①）．また，1秒量は，肺に疾病がなくても，加齢とともに一定の割合で低下することがわかる（図中「非喫煙健常者」）．慢性的な炎症と経時的な肺機能の低下との関係は，老化や環境因子がCOPDの発症に深く関わること

を示唆するものと考えられる．COPD 発症を防ぐためには，早期の禁煙が必須であることは言うまでもないが，禁煙後も加齢や持続する気道炎症により呼吸機能の低下は持続する（図中②）ため，より早期の禁煙とともに，気管支拡張薬を中心とした治療介入が必要となる．

■「タバコの害を受けやすい人」

また，喫煙者のなかでも COPD を発症する群としない群に分かれることが示されている（図中③）．こうした，喫煙などに対する感受性の違いについては遺伝学的な機序の関与が想定されているが，まだ解明されていない．

ここで重要なことは，健康診断で閉塞性換気障害が発見され COPD の存在が疑われる患者に，自身が 図3 のなかのどの時点にいるのかを自覚させることである．筆者は日常診療で，この図を見せながら「あなたはどうやらタバコの害を受けやすいグループのようで，現在このポイントのところにおられます．今まさに，タバコをやめる時ですよ」というように説明している．しかしながら，COPD 患者の損なわれた肺機能を劇的に回復させる（≒完治させる）治療薬がいまだ出現していないことが，最大の臨床的問題点である（図中④）．

■ こんな時は専門医に

COPD は 2013 年度より，国民の健康づくり運動として展開されている「健康日本 21（第 2 次）」の対象疾患に追加され，国を挙げての啓発活動が展開されている．最近は，気管支拡張薬の選択肢が増え，治療効果も改善してきている．すなわち，COPD は「よくならない」病気ではなくなっているため，積極的に診断され，早期に治療介入が行われるべきであり，専門性を問わず臨床医の役割は大きいと考えられる．継続的に検診を受診されている方で，閉塞性換気障害の定義（$FEV_1/FVC<70\%$）を満たしてはいないが，1 秒量が経年的に減少し続けている場合には，原因の特定，すなわち早期診断・早期治療介入が可能な時期であり，専門医への紹介も検討してほしい．

また最近，「気管支喘息」と「COPD」を合併している，あるいは判別の難しい症例が，asthma-COPD overlap syndrome（ACOS）として臨床的に注目されている．治療の力点を，気管支拡張におくのか，吸入ステロイド剤による抗炎症治療におくのかを考慮する必要があることから発生した概念であるが，現時点で確定した診断基準はない．最近，気管支喘息と COPD それぞれの国際ガイドラインが ACOS に関する合同コメントを発表し，発症年齢や

呼吸器症状のパターン，喫煙曝露歴アトピー素因，アレルギー歴などで，両者の特徴の有無を検討することを推奨している[3]．呼吸機能検査としては，β刺激薬吸入前後の1秒量の改善度をみる気道可逆性試験[*3]が鑑別の参考になるが，COPD単独でもさまざまな程度の気流閉塞の可逆性が認められることがわかっており，気管支喘息，COPDあるいはACOSの判断が困難な場合には専門医への紹介が望ましい．

呼吸機能検査の盲点―気腫合併肺線維症 CPFE

日常診療において，「肺気腫」と「間質性肺炎」が混在する症例をしばしば経験する．重喫煙歴を有する男性に多く，典型的には，上肺野に気腫性変化，下肺野に線維化病変(蜂巣肺，すりガラス影など)がみられる．本邦では，かつて「非定型(B群)間質性肺炎」として認知されていたが，現在では「気腫合併肺線維症(combined pulmonary fibrosis and emphysema：CPFE)」と呼称されている[4]．

肺気腫による閉塞性換気障害と，間質性肺炎による拘束性換気障害は相殺されて，スパイロメトリーでは明らかな異常を認めないことがしばしばある．ただし，肺拡散能($DLCO$)の低下は著明であり，運動負荷時の低酸素血症が顕著である．肺高血圧症や肺癌を合併する頻度が高く，注意深い経過観察が必要である．

文献

1) 日本呼吸器学会COPDガイドライン第4版作成委員会(編)：COPD(慢性閉塞性肺疾患)診断と治療のためのガイドライン 第4版．メディカルレビュー社，2013．
   <日本呼吸器学会によるCOPDガイドラインの最新版である>
2) Fletcher C, et al : The natural history of chronic airflow obstruction. Br Med J 1 (6077) : 1645-1648, 1977.

GMノート

＊3 気道可逆性試験
　β刺激薬吸入後に1秒量が200 ml以上かつ12%以上の改善を認めれば可逆性を有すると判断される．

＜1秒量の経年的変化と喫煙状況の関係を記した古典的な論文である＞
3) Diagnosis of Diseases of Chronic Airflow Limitation: Asthma COPD and Asthma-COPD Overlap Syndrome（ACOS）<http://www.ginasthma.org/local/uploads/files/ACOS_2015.pdf>
＜喘息と COPD の国際ガイドラインが合同で発表した ACOS の指針である＞
4) Cottin V, et al : Combined pulmonary fibrosis and emphysema ; a distinct underrecognised entity. Eur Respir J 26(4) : 586-593, 2005.
＜肺気腫と間質性肺炎の合併病態が "CPFE" として注目される端緒となった論文である＞

（佐藤　匡・瀬山邦明）

ワンポイントレクチャー1

健康診断の至適間隔—健診は毎年必要か？

Question & Answer
Q. 健康診断では，どのような点に注意して再測定時期を考えるか？
A. スクリーニングによる早期発見・早期治療は個人的にはもちろん社会的にも重要であるが，さらなる検査や治療の有効性が"害"を上回る点に注意する必要がある．特に疾患に対するリスク因子の低い成人への健診は，偽陽性の原因となり毎年必要がない可能性が高い[1]．

健康診断の測定のメリットとデメリット

スクリーニングとは，疾患や合併症のリスクを軽減するためにさらなる検査や治療が有効で害を上回る人を見出すために，疾患や合併症に罹患しておらずリスクもないと考えうる対象住民に対して，問診・検査を行う公衆衛生サービスである（英国 National Screening 委員会2000）．

このように，健康診断の目的は，早期発見・早期治療による疾患の予防である．たとえば生活習慣病（脂質異常症，高血圧，糖尿病など）は心血管疾患の重要なリスクファクターの1つであり，治療薬で予後が改善することより，スクリーニングによる早期発見・早期治療は個人的にはもちろん社会的にも重要である．しかし，"さらなる検査や治療が有効で害を上回る"とあるように，害があることにも注意する必要がある．たとえば，すべての測定値は測定誤差を含み，偽陽性，偽陰性によるデメリットがある．偽陽性では，追加検査による合併症や治療開始による副作用，精神的不安の増加，不必要な検査が増えることによる医療費の増加，偽陰性では疾患の見逃しである．よって，不必要な測定回数が増えればそれだけデメリットも増える可能性があり，適切な測定回数，適切な測定間隔が重要であり注目されつつある．

しかし，スクリーニングのガイドラインでは，対象患者や測定値の解釈基準は示されているが，測定間隔についての記載がないか，ガイドラインによってさまざまである[2]．その理由の1つには，エビデンスレベルの高い研究がほとんどなされていなかったことがある．そこで，この分野で最近発表された研究をもとに，国内外からのエビデンスを紹介し今後の展望を述べる．

測定間隔の研究の例

■ 骨粗鬆症スクリーニングの至適間隔[3]
・目的：65歳以上女性に対する骨粗

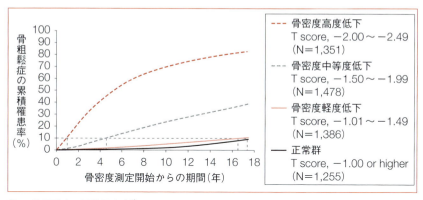

図1 骨粗鬆症の累積罹患率[3] （文献3より引用改変）

鬆症スクリーニングの適切な再測定間隔を，骨粗鬆症の累積罹患率を利用して推定．
- 方法：研究デザインは前向きコホート研究．65歳以上の女性で骨密度が正常または低下，かつ，大腿骨頸部骨折または椎骨骨折の既往がなく，骨粗鬆症に対する治療歴がない4,957人を対象とし，前向きに15年間観察した．骨密度のTスコアが−2.5以下の場合を骨粗鬆症と定義し，骨粗鬆症でない集団のなかで，Tスコアが−2.5以下になる割合が10%を超えるまでの期間を再測定間隔とした．骨密度低下群を3群（軽度，中等度，高度）にわけて比較した．
- 結果：適正間隔は，正常群（Tスコア：>=−1.00）は16.8年，骨密度軽度低下（Tスコア：−1.01〜−1.49）は17.3年，骨密度中等度低下（Tスコア：−1.50〜−1.99）は4.7年，骨密度高度低下（Tスコア：−2.00〜−2.49）は1.1年（図1）．
- 結論：骨密度が正常または軽度低下の場合は再測定まで15年くらいが適当であろう．しかし，中等度の場合は5年，高度の場合は1年が適正再測定間隔と考える．

■ 糖尿病スクリーニングの至適間隔[4]
- 目的：累積罹患率を利用して，HbA1c（以下すべてJDS値）が6.5%未満の患者を対象に糖尿病スクリーニングにおけるHbA1cの最適な再測定間隔を推定．
- 方法：研究デザインは後ろ向きコホート研究．対象は，聖路加国際病院予防医療センターを2005年に健康診断のために受診し，糖尿病治療を行ってい

健康診断の至適間隔—健診は毎年必要か？ 33

ない20歳以上の成人を対象とした．2005～2008年の4年間追跡調査をした．対象者に対して，毎年，問診，身体検査，血液検査を行った．HbA1cが6.5%以上の場合を糖尿病とした．
- 結果：4年間連続で測定されたのは16,313人．平均年齢は50歳（標準偏差[SD]：12歳，範囲は21歳から92歳）で，約半数（53%）が女性であった．初年度の測定値は，空腹時血糖が平均99.2 mg/dl（SD：12.7），HbA1cは平均5.4%（SD：0.5）であった．3年後の累積罹患率は，HbA1c<5.0%の患者が0.05%，HbA1c 5.0～5.4%が0.05%，HbA1c 5.5～5.9%が1.2%，であるが，HbA1c 6.0～6.4%では20%であった．
- 結論：初期測定値のHbA1cが6.0%未満の場合，3年以内に再測定しても糖尿病が発見される確率は低い．

脂質異常症と高血圧スクリーニングの至適間隔[5,6]

- 目的：偽陽性の1つの原因となりうる測定誤差を含めた短期的個人内変動を考慮し，コレステロール・血圧の個人の真の変化をとらえるには，どれくらいのスクリーニング期間が妥当であるのか，また，いくつかの測定項目のうち，その真の変化を個人内変動に対してとらえるのに適切な測定項目を比較検討した．
- 方法：研究デザインは，後ろ向きコホート研究．対象は，2005年に聖路加国際病院予防医療センターを健康診断のために受診し，脂質異常症・高血圧治療を行っていない20歳以上の成人とした．2005～2008年の4年間追跡調査をした．対象者に対して，毎年，問診，身体検査，血液検査が行われた．それらを利用して，Total cholesterol(TC)/High density lipoprotein(HDL)比，LDL(Low density lipoprotein)/HDL比や平均動脈圧(MAP)，脈圧(PP)をそれぞれ計算した．それら関連測定値の短期個人内変動（Noise：N）と長期的測定値変動（Signal：S）をDirect法を用いて推定した．最適測定期間と最適測定項目については，S/N比を用いて比較検討し，1を超える期間を最適測定期間とした[6]．
- 結果：4年間連続でフォローアップされたのは15,810人であった．平均年齢は49歳（範囲：21～92歳）で，約半数（53%）が男性であった．初年度での平均値は，それぞれ，TC：205.0 mg/dl(SD：34.5)，LDL：116.0 mg/dl(SD：30.9)，HDL：61.9 mg/dl(SD：15.5)，TC/HDL：3.5(SD：1.0)，LDL/HDL：2.0(SD：0.8)，収縮期血圧(SBP)：117.2 mmHg(SD：16.6)，拡張期血圧（DBP）：72.9 mmHg(10.8)，PP 44.3 mmHg(8.2)，MAP

表1 脂質異常症と高血圧スクリーニングのS/N比

	TC	LDL	HDL	TC/HDL	LDL/HDL	SBP ≦120	120< SBP< 140
1年	0.3	0.4	0.2	0.5	0.4	0.3	0.5
2年	0.6	0.7	0.4	1.0	1.1	0.5	1.1
3年	0.8	1.0	0.7	1.5	1.4	0.8	1.6

表2 スクリーニングの再測定間隔

スクリーニング名	測定項目	再測定間隔
骨粗鬆症[3]	骨密度：正常・軽度低下	15年
	中等度低下	5年
	高度低下	1年
糖尿病[4]	HbA1c：≦6.0%	3年
	（ADA）6.1〜6.4%	1年
脂質異常症[5]	LDL	3年
	LDL/HDL	2年
高血圧[6]	SBP：≦120 mmHg	3年
	121〜139 mmHg	2年

TC：total cholesterol, LDL：low density lipoprotein, HDL：high density lipoprotein, TG：triglyceride, SBP：systolic blood pressure.

87.6 mmHg（12.4）であった．Signal/Noise（S/N）比（表1）より，毎年測定においてはコレステロール値・血圧値の変化のほとんどは個人内変動であった．

・結論：健康診断において，脂質異常症や高血圧に対する内服を行っていない対象者に対しては，毎年測定を行うとコレステロール値・血圧値の変化のほとんどは個人内変動であると考えられた．また，再測定を行う場合の測定項目としては，脂質異常症には，LDL/HDL比が，高血圧では，SBPが妥当と考える．

まとめ（表2）

患者の健康診断の結果をフォローし適切な対応を行うことはプライマリ・ケア医の重要な業務の1つであり，疾患予防の点から今後ますます重要となるであろう．とくにデメリット・"害"を考慮し，患者の特徴に合わせた至適測定間

隔を意識する必要がある．また，この分野での研究は始まったばかりであり，プライマリ・ケア医が関与するべき臨床研究のトピックの1つと考える．

文献

1) Ohde S, et al : Diabetes screening intervals based on risk stratification. BMC Endocr Disord 16(1) : 65, 2016.
2) Moschetti I, et al : Adequacy of reporting monitoring regimens of risk factors for cardiovascular disease in clinical guidelines—systematic review. BMJ 342 : d1289, 2011.
3) Gourlay ML, et al : Study of Osteoporotic Fractures Research Group. Bone-density testing interval and transition to osteoporosis in older women. N Engl J Med 366(3) : 225-233, 2012.
4) Takahashi O, et al : A1C to detect diabetes in healthy adults : when should we recheck? Diabetes Care 33(9) : 2016-2017, 2010.
5) Takahashi O, et al : Lipid re-screening—what is the best measure and interval? Heart 96(6) : 448-452, 2010.
6) Takahashi O, et al : Blood pressure re-screening for healthy adults : what is the best measure and interval? J Hum Hypertens 26(9) : 540-546, 2011.
7) Glasziou PP, et al : LIPID Study Investigators. Monitoring cholesterol levels—measurement error or true change? Ann Intern Med 148(9) : 656-661, 2008.

〈髙橋　理〉

X線・超音波

胸部単純X線写真で「胸膜肥厚がある」／「ブラがある」と言われたら

Question & Answer

Q1 健診の胸部単純X線写真で肺尖部胸膜肥厚を指摘されたら？

A1 以前の写真と比較．変化がなければ多くは非特異的な線維性瘢痕（いわゆる apical cap）．左右差や厚い陰影や有症状例，肋骨破壊，増大傾向を見る例はCTを．

a：胸膜肥厚がある

Case 1

「健診で胸膜肥厚を指摘されたのですが…」

患者 35歳，男性
主訴 健診異常．会社健診で受けた胸部単純X線写真で異常を指摘されて外来を受診した．自覚症状はない．主治医として，どのように指導や検査をすすめていけばよいのだろうか．

肺尖部の胸膜肥厚様陰影（apical cap, **図1**）は比較的よくみられる所見で，結核や非特異的な限局性慢性炎症後変化や原因不明の線維性瘢痕によるものが多いとされる．過去のフィルムが入手でき，陰影に変化がなければ良性の炎症後変化と容易に診断できる．

変化が不明な場合，経過観察でよいと思われるのは厚みが5 mm以下，

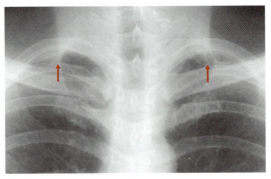

図1 apical cap

　辺縁やや不整で境界明瞭な肋骨下縁に沿う陰影とされる．片側で5mm以上の厚みや両側でも5mm以上の左右差があるものは肺結核，パンコースト腫瘍，悪性リンパ腫や転移，外傷後胸膜下出血，放射線治療後や血管異常，pleuro parenchymal fibroelastosis（PPFE）が鑑別に挙げられ，既往を聴取し，経過観察あるいはCTやMRなどの追加検査を検討する．

　過去との比較で陰影に変化がある例や肋骨破壊を伴う肺尖部胸膜肥厚は腫瘍性病変や活動性炎症が示唆され，精査が必要である．胸痛などの症状があり，左右差や凸型で厚い陰影をみた際には単純X線写真やCTで骨破壊が指摘できなくても悪性病変は否定できず注意が必要である．胸膜石灰化があれば，慢性膿胸，結核，外傷後，石綿や粉塵曝露などを考える．

　肺尖部陰影で注意すべきは，第1-2肋骨下縁に平行の辺縁明瞭で1～5mmの軟部陰影がみられることがある．これは肋骨と肋間筋内側の脂肪組織と壁側胸膜による正常の肋骨随伴陰影で，胸膜肥厚と誤ることがある．多くは左右対称で肥満者に認められることが多いとされる（図2）．

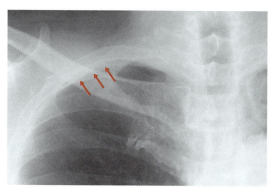

図2 肋骨随伴陰影

Question & Answer

Q2	健診の胸部単純X線写真でブラを指摘されたら？
A2	まずは以前の写真を取り寄せて比較すること．過去の写真と変化がある場合やサイズ変化，壁肥厚，内腔内異常影や肺気腫を疑う所見などがあればCTで追加精査する．

b：ブラがある，といわれた

Case 2

「無症状で，健康診断で異常を指摘されたのですが…」

患者 60歳，男性
主訴 健診異常．会社健診で受けた胸部単純X線写真でブラがあると指摘されて外来を受診した．自覚症状はなし．40年間1日20本の喫煙歴がある．主治医として，どのように指導や追加検査をすすめていけばよいのだろうか．

ブラ[*1]は10 mm径以上で壁1 mm以下の限局性の囊胞状肺気腫と定義され，肺胞壁の破壊により形成された囊胞で臓側胸膜の内側の肺内に存在す

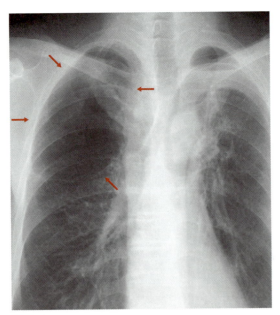

図3 ブラ

る含気腔である．ブラのみでは症状は起こさず追加精査は不要である．ただし径 10 cm 以上のいわゆる巨大ブラと言われるものは経過で増大し正常肺を圧排し呼吸困難を伴う例もある（図3）．

　ブラ自体は診断容易で他に鑑別すべき疾患はないが，囊胞をきたすものとして気管支原性囊胞やニューマトセル，肺ランゲルハンス細胞組織球症，肺リンパ脈管筋腫症，外傷後囊胞などが鑑別に挙げられる．囊胞の数や分布，壁の厚さや性別，年齢や臨床経過を考慮する．ブラが単独でみられることもあるが，しばしば肺気腫に伴って認められる．単純 X 線で判明するのは中等

GM ノート

＊1　ブラとブレブの違い
- ブラ＝肺胞壁が破壊され肺胞が癒合拡大してできる，肺内の 10 mm 以上の気腫性囊胞．
- ブレブ＝臓側胸膜の内・外層弾力板の間の気腔で胸膜下囊胞とも言われる．気胸になりやすい．画像上は鑑別困難で，一般には両者を合わせてブラと称する．

度以上の肺気腫のみであるので，肺癌が高リスクであると思われる場合，スクリーニング目的でCTを考慮してもよい．また過去の写真との比較で増大傾向を見た場合や壁肥厚，内腔に液貯留や軟部影を伴う場合はCTで精査を行う．

文献

1) 大場　覚：胸部X線写真の読み方．第2版．pp9-11, 131-139, 中外医学社, 2001.
　　＜胸部X線写真の読影の基本が書かれた名著．胸部正常像と異常と誤りやすい正常偏位像とX線透過性亢進の記載がある＞
2) Fishman AP, et al：Fishman's Pulmonary Diseases and Disorders. 4th ed. pp913-929, McGraw-Hill Companies, 2008.
　　＜米国の呼吸器の代表的な教科書．肺の囊胞疾患に関する記載が詳しい＞

（大隈智尚・井上義一）

X線・超音波

胸部CTの異常と経過観察の仕方

Question & Answer

Q CT検診で指摘された「肺結節影」の評価で留意することは?

A 結節影の性状[pure GGN(ground-glass nodule), part-solid nodule, solid nodule]や大きさ、喫煙歴の有無などに留意する。

Case

「胸部CT検診で肺結節影を指摘されたのですが……」

患者　76歳，男性
既往歴　高血圧・不整脈で近医通院中．
喫煙歴　20～40歳，20本/日．
職業歴　元教師．アスベスト曝露歴・粉塵吸入歴なし．
主訴　検診異常．胸部CT検診にて，右肺上葉に肺結節影[右肺上葉に，径13 mm大で内部均一な，すりガラス状結節影()]を指摘され，外来を受診した．呼吸器自覚症状は乏しく，全身状態良好である．肺結節影をどのように判定し，今後の方針を立てたらよいであろうか？

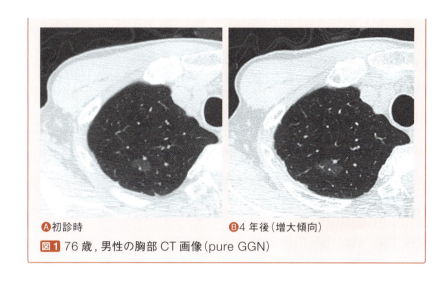

Ⓐ 初診時　　　　　　　　　　　Ⓑ 4 年後（増大傾向）
図1 76 歳，男性の胸部 CT 画像（pure GGN）

CT による肺癌検診の意義

　2011 年に報告された米国 National Lung Screening Trial（NLST）[1]において，現在・過去喫煙者に対する 3 年間の検診により，胸部 X 線群に比し CT 検診群で，肺癌による年齢調整死亡率が 20％ 有意に低減することが示された．

　低線量 CT による肺癌検診に関するガイドラインは，これまでに海外で複数公表されているが，現状では，年 1 回の低線量 CT による肺癌検診は，喫煙リスクのある人で年齢を限って勧奨することが提唱されている．本邦では，未だ根拠不十分との見解で推奨には至っておらず，任意型検診として受診者の自由意志により低線量 CT 検診が行われている．

■ 胸部 CT 検診で指摘される肺結節影の頻度

　これまでに報告されている肺癌 CT 検診での肺癌発見率は 0.4〜3.4％，病期 I 期率は 55〜100％ とされ[2]，検診発見肺癌の治療成績は良好と考えられる．しかし，CT では肺癌以外の多数の結節影が偶然発見されることが多く，肺癌 CT 検診を受診すると 45〜76％ の被験者に肺結節影が認められるとされ[2]，これらの結節影を精査機関でどのように取り扱うかが課題となっている．

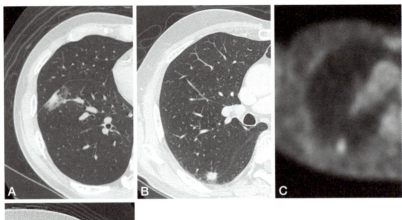
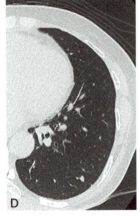

図2 胸部CTで指摘された肺結節影
（part-solid nodule, solid nodule）
Ⓐ part-solid nodule（71歳・男性，肺腺癌）
Ⓑ solid nodule（61歳・男性，肺腺癌）
Ⓒ 症例Ⓑの PET 画像（SUVmax＝2.62）
Ⓓ solid nodule（70歳・女性，肺内リンパ節疑い）

肺結節影の評価

　日本 CT 検診学会肺がん診断基準部会による『低線量 CT による肺がん検診の肺結節の判定基準と経過観察の考え方 第 4 版』[3]を参考に概説する．

■「すりガラス陰影（GGN）」で分類する

　肺結節影は，その内部性状におけるすりガラス陰影（ground-glass nodule：GGN）[*1] の有無により，大きく次の 3 つに分類される．
❶ pure GGN：均一なすりガラス陰影（図1AB）
❷ part-solid nodule：一部充実部分を含むすりガラス陰影（図2A）

❸solid nodule：充実部分のみで，すりガラス陰影を含まない（図2B）

　肺腺癌ではpure GGN，part-solid nodule，solid nodule のいずれの病変も呈する可能性があるものの，その他の扁平上皮癌，小細胞癌，大細胞癌，転移性肺腫瘍ではsolid nodule を呈するのが一般的である．ただし，転移性肺腫瘍でも原発巣の組織型が腺癌の場合にはGGNを呈することもあり，注意が必要である．

　通常，低線量CT検診では非石灰化病変で径6 mm以上（最大径と短径の平均値）の結節が拾い上げの対象となる．

　以下，pure GGN あるいはpart-solid nodule，solid nodule の場合に分けて説明する（図3）．

pure GGN あるいは part-solid nodule だったら

　検診で異常影を指摘された1カ月以内に，薄層CT（thin-section CT；TS-CT）にて再検し，GGNの性状・大きさについて評価を行う．一般に，小さなpure GGN では前浸潤癌[*2] の可能性が高いが，病変増大あるいは

GMノート

[*1]　GGN

　Ground-glass nodule．薄層CT（TS-CT）あるいはハイレゾリューションCT（HRCT）にて確認される限局性のすりガラス陰影．"すりガラス"とは陰影内に気管支透亮像や血管および二次小葉間隔壁が透けて見える状態を意味する．GGN は肺胞腔の含気を保ちつつ腫瘍細胞が肺胞上皮を置換して進展する部分に対応しており，均一なすりガラス陰影のpure GGNと一部に肺胞虚脱や線維巣が加わったpart-solid nodule に分類される．part-solid nodule では，微小浸潤癌～浸潤癌の可能性がより高くなると考えられる．

[*2]　前浸潤癌[4]

　異型腺腫様過形成（atypical adenomatous hyperplasia：AAH）と上皮内癌（adenocarcinoma *in situ*）が含まれる．上皮内癌は，肺腺癌が肺胞上皮を置換して増殖するに留まり，基底膜を越えて肺胞隔壁に浸潤しない状態であり，腫瘍径は3 cm以下と定義されている．血管やリンパ管への浸潤がないので転移がなく，予後は良好である．上皮内腺癌の状態でかなりの期間経過し，浸潤癌へ移行すると考えられる．

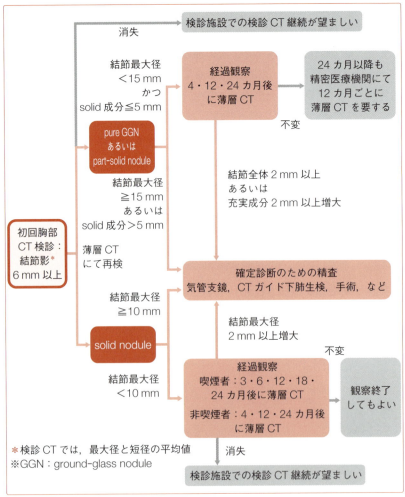

図3 胸部CT検診における異常（肺結節影）への対応
肺癌を強く疑う結節や新たに出現した結節については早急に精密検査機関に紹介する．

part-solid noduleのsolid成分が増すにつれ，微小浸潤癌〜浸潤癌の割合が高くなると考えられる．

■ 精査か経過観察か

最大径が15mm以上，あるいは最大径が15mm未満でもsolid成分が5mmを超える場合は，確定診断のため精査を行う．

最大径が 15 mm 未満かつ solid 成分 5 mm 以下の場合，TS-CT にて慎重に経過観察を行う．4・12・24 カ月後に，それぞれ TS-CT にてフォローし評価を行う．経過で結節影が消失した場合，その後は検診施設での検診 CT の継続が望まれる．24 カ月の経過観察にて陰影が不変の場合は，その後も原則として精密医療機関での年 1 回の経過観察 CT は必要である．経過で，結節全体が 2 mm 以上，あるいは，充実成分が 2 mm 以上増大した場合には，確定診断のため精査を施行する．

solid nodule だったら

　まず検診で異常影を指摘された 1 カ月以内に TS-CT を行い，solid nodule の大きさを評価する．

■ 精査か経過観察か

　結節の最大径が 10 mm 以上の場合は，確定診断のため精査を施行する．
　結節の最大径が 10 mm 未満の場合は，TS-CT にて最低 24 カ月は慎重に経過観察を行う．喫煙者の場合は 3・6・12・18・24 カ月後，非喫煙者の場合は 4・12・24 カ月後に，それぞれ TS-CT を撮影し評価を行う．24 カ月の経過観察の末，結節影が消失または不変の場合は，観察終了してもよい．経過で最大径が 2 mm 以上増大するようであれば，確定診断のための精査を行う．
　そのほか，solid nodule の 1 つに「肺内リンパ節腫大」がある（図2D）．中葉や下葉の胸膜直下や葉間に接して存在する多角形の結節影は，肺内リンパ節腫大像の可能性がある．末梢性の扁平上皮癌や小細胞癌との鑑別が困難な場合もあり，肺内リンパ節腫大の判断は慎重な経過観察後に行われるべきである．

冒頭 Case では……

　紹介時に pure GGN が 13 mm であったため，慎重に経過観察とした．その後も solid 成分は確認されていないが，pure GGN が徐々に増大し，現在（初診後 4 年経過）では 17 mm と 15 mm を超えている（図1B）．診断・治療

を兼ねて切除術の方針を提示しているが，患者ご本人から高齢を理由に手術の同意が得られず，現在，慎重に経過観察としている．GGN 病変の進行は緩徐であるため，高齢者の場合，その後の方針について十分なインフォームド・コンセントが必要である．

文献

1) The National Lung Screening Trial Research Team, et al：Reduced lung-cancer mortality with low-dose computed tomographic screening. N Engl J Med 365(5)：395-409, 2011.
2) 丸山雄一郎：肺癌集団検診の現状と問題点．画像診断 33(5)：460-471, 2013.
3) 日本 CT 検診学会肺がん診断基準部会（編）：低線量 CT による肺がん検診の肺結節の判定基準と経過観察の考え方 第 4 版．2016.
http://jscts.org/pdf/guideline/gls4th201611.pdf
4) Travis WD, et al：International Association for the Study of Lung Cancer/American Thoracic Society/European Respiratory Society international multidisciplinary classification of lung adenocarcinoma. J Thorac Oncol 6(2)：244-285, 2011.

（古堅　誠・藤田次郎）

X線・超音波

「動脈硬化がある」と言われたら

Question & Answer

Q 頸部血管エコー検査で動脈硬化（プラーク）を認めた場合の専門医受診のタイミングは？

A プラークによる狭窄率が50％以上（通常，血管径に占めるプラークの厚みが3〜4 mm前後以上）の場合は，生活習慣病の厳格な管理に加え，抗血栓薬服用や外科治療といった治療介入を検討する必要があるため，専門医の受診が推奨されます．

Case 1

総頸動脈分岐部プラークに対し，動脈硬化リスク因子の管理のみで経過観察を行った症例

患者 58歳，男性

現病歴 数年前から高血圧を指摘されていたが未治療．健診の頸部血管エコー検査でプラークを指摘されたため，精査目的で当科外来を受診した．動脈硬化のリスク因子は高血圧のみであり，糖尿病，脂質異常症，喫煙歴はなかった．エコー検査では左総頸動脈分岐部に3.6 mmと比較的厚いプラークを認めていたが，性状は等輝度，表面平滑でありプラークの不安定性はみられず（図1），血管内腔の50％以上狭窄も認めなかったため，動脈硬化のリスク因子の管理のみで経過

をみることとした．観察を始めて4年経過しているが，プラークの増大は認めていない．このようにIMT(intima-media thickness，内中膜複合体厚)の肥厚を認めても，中等度以上の狭窄を有さない安定したプラークの場合は，必ずしも専門医受診は要さず，生活習慣病などのリスク因子の厳格な管理で経過をみることは可能である．

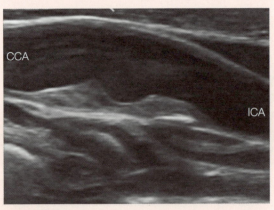

図1 総頸動脈プラーク
max IMT：3.6 mm，等輝度，表面平滑．一見，潰瘍形成したプラークのようにも見えるが，表面平滑で，窪みは2 mmを超えない安定プラーク
※CCA：総頸動脈，ICA：内頸動脈．

Case 2

内頸動脈狭窄に対し，動脈硬化リスク管理に加え抗血小板療法を要した症例

患者 55歳，男性
現病歴 職場の健診で10年ほど前から高血圧(150/90 mmHg程度)，脂質異常症を指摘されていたが未治療．今回，脳ドックで頸動脈狭窄を指摘されたため，精査目的で当科外来を受診した．動脈硬化の危険因子は高血圧(150/100 mmHg)，高コレステロール血症(LDL-C 160 mg/dl)であった．エコー検査では内頸動脈起始部に顕著なプ

ラークを認め，潰瘍形成を伴っていた（図2）．狭窄度は ECST 法 69%，面積法 84% と中等度以上の狭窄が示唆されたが，収縮期最高血流速度（PSV）80 cm/s と流速亢進はなく，総頸動脈の拡張末期血流速度比（ED 比）1.1 と有意な左右差は認めなかった．潰瘍形成を伴うプラークによる内頸動脈の中等度狭窄であり，脳梗塞の発症リスクが非常に高いと考えられ，厳格な動脈硬化のリスク管理に加え，抗血小板薬服用を開始した．狭窄の進行や神経症候を呈する場合は，外科治療を検討している．

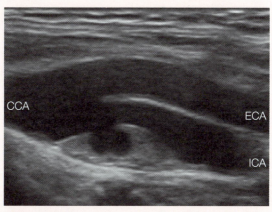

図2 内頸動脈プラーク
中等度狭窄（ECST 法，69%，面積法 84%，PSV 80 cm/s），潰瘍形成を伴う不安定プラーク
※CCA：総頸動脈，ECA：外頸動脈，ICA：内頸動脈．

陽性だった場合の模範的な対応とそのエビデンス

　IMT は加齢とともに肥厚することが知られており（図3）[1]，高血圧，糖尿病，脂質異常症といった生活習慣病の合併や喫煙習慣により肥厚は促進される．頸部血管エコーで IMT を計測することにより動脈硬化の程度を定量的に評価することが可能である．IMT の正常値は 1.0 mm 以下であり，1.1 mm 以上を異常肥厚と診断し，動脈硬化の陽性判定とする．頸部血管

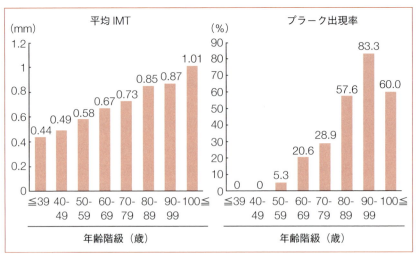

図3 年齢階級別にみた平均 IMT およびプラーク出現率
動脈硬化の危険因子を有さない健常成人 319 人　　　　　　　　　　　　（文献 1 より引用改変）

　超音波検査ガイドラインでは IMT を含み 1.1 mm を超える部分をプラークと定義している[2]．総頸動脈の血管径はおよそ 6〜8 mm，内頸動脈近位側が 4〜6 mm であることを考慮すると，IMT が 2 mm 未満の軽微なプラークであれば，血行動態に及ぼす影響は低く，プラークそのものが臨床的に問題となることは通常ない．しかし，IMT の肥厚が強くなるにつれて将来の心血管病（脳卒中，虚血性心疾患）発症リスクが上昇することが報告されており（図4）[3]，総頸動脈 IMT の最大厚（max IMT）が 1.2 mm 以上の場合，心血管病発症高リスク者として対応することが推奨されている．そのようなケースでは高血圧，糖尿病，脂質異常症，喫煙習慣，肥満といった動脈硬化の危険因子を有する場合は厳格に管理する必要がある．

　欧米の一般住民における検討では，プラークによる無症候性の頸動脈狭窄の頻度は加齢とともに増加し，80 歳以上での狭窄率 50％ 以上の頻度は男性 7.5％，女性 5.0％ であった．50％ 以上狭窄している場合，脳血流の低下やプラーク破綻による脳梗塞のリスクが上昇し，同側の脳卒中の発症率は年間 1〜3％（一過性脳虚血発作も加えると 3〜5％）と報告されている．無症候性であっても 60％ 以上の狭窄では，抗血小板薬服用も含めた適切な内科

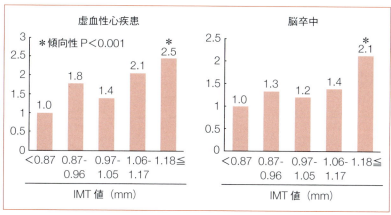

図4 総頸動脈の max IMT レベル別にみた虚血性心疾患および脳卒中発症の相対危険
65歳以上，追跡期間 6.2 年（中央値），多変量調整　　　　　　（文献3より引用，作図）

治療だけでなく，頸動脈内膜剝離術（carotid endarterectomy：CEA）を行うと脳卒中発症率が低下するとの報告もあるため，プラークの性状や狭窄度をより詳細に評価し，外科治療の適否を検討するなど専門的な対応が必要となる[4]．性状に関しては低輝度プラーク，潰瘍形成（2 mm を超える陥凹），可動性を有する場合は不安定プラークであり，脳梗塞発症の高リスク状態である．狭窄度の評価法に関しては，面積法と，径狭窄率の測定法である North American Symptomatic Endarterectomy Trial（NASCET）法[*1]もしくは European Carotid Surgery Trial（ECST）法[*1]がある（図5）．面積法，ECST 法では NASCET 法と比べて狭窄率が過大評価されることに留意す

GM ノート

＊1　NASCET 法，ECST 法

いずれも径狭窄率の測定法であり，NASCET 法は狭窄部位と内頸動脈遠位端との内腔の比であり，ECST 法は狭窄部位における血管径と血管内腔の比で計算される．予後予測や外科治療を検討する際の狭窄率の評価には NASCET 法が用いられるが，頸部血管エコー検査では内頸動脈遠位端の観察が困難なため ECST 法で評価されることが多い．内頸動脈起始部は血管径が大きいため，ECST 法では狭窄率を過大評価することに注意する．狭窄率の測定法の記載がない場合は，原則 NASCET 法での狭窄率と考えてよい．

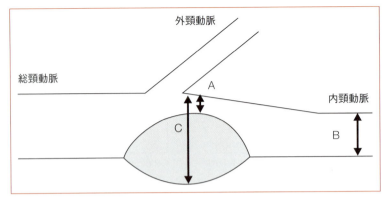

図5 径狭窄率の計測法
NASCET法: (B−A)/B×100%
ECST法: (C−A)/C×100%

る必要がある．最狭窄部位では血流速度が亢進するため，収縮期最高血流速度(peak systolic velocity：PSV)が狭窄度の推定に役立ち，PSVが150 cm/secを超える場合はNASCET法での50%以上狭窄，200 cm/secを超える場合は70%以上狭窄を示唆する所見である．また，内頸動脈に高度な狭窄が存在する場合には総頸動脈の血流が低下するため，狭窄部が高位で観察困難であっても，おおよその通過血流量を反映する総頸動脈の拡張末期血流速度(end diastolic velocity：EDV)を比較することにより狭窄の推定を行う．総頸動脈の拡張末期血流速度比(ED比)が1.3以上ではEDVが低いほうの内頸動脈遠位部の高度狭窄を疑う[5]．当院では頸部血管エコー検査でECST法70%以上，面積法90%以上，PSV 200 cm/s以上，ED比1.3以上を認めた場合，NASCET法での70%以上の高度狭窄を示唆する所見として入院での血管造影検査や脳血流評価などの精密検査を考慮する方針としている．

フォローアップのタイミング

　頸部血管エコー検査のフォローアップのタイミングに関しては明確なエビデンスやガイドラインによる推奨はない．前述のようなプラークの性状や狭窄度，

リスク因子の管理状況などを考慮して個別に検討する必要がある．たとえば，生活習慣病や喫煙習慣がない，もしくはそれらの因子が適切に管理されている患者で，血管狭窄を伴わない軽度の IMT 肥厚のみの場合は，急速な動脈硬化の進行が見込まれないことから，こまめなエコー検査での評価は不要と思われる．一方，動脈硬化のリスク因子のコントロール不良例や，すでに血管狭窄を有する症例では急速な動脈硬化の進行を認める場合があるため，数か月～年に 1 回程度のエコー検査での評価を考慮してもよいと思われる．

患者への説明のポイント

50% 以上の狭窄を伴う場合は専門医への受診を考慮する必要があるが，狭窄を伴わない安定したプラークのみであればそれ自体により虚血性脳卒中をきたす可能性は低いため，過度に患者の不安を煽る必要はない．高血圧，糖尿病，脂質異常症，喫煙習慣の管理が重要になるが，自覚症状に乏しいため，患者自身がリスク因子の身体に及ぼしている影響を認識し難い．頸部血管エコーでは動脈硬化の程度を視覚的に確認できるため，エコー所見による動脈硬化の程度と照らし合わせながら現在の動脈硬化のリスク因子の管理の状況を説明することで，患者の病状に対する理解を深め，生活習慣病やプラーク病変に対する治療のアドヒアランス向上に役立てるのがよいと思われる．

文献

1) Homma S, et al : Carotid plaque and intima-media thickness assessed by B-mode ultrasonography in subjects ranging from young adults to centenarians. Stroke 32 (4) : 830-835, 2001.
2) 日本脳神経超音波学会・栓子検出と治療学会合同ガイドライン作成委員会：頸部血管超音波検査ガイドライン．Neurosonology 19 (1) : 49-69, 2006.
3) O'Leary DH, et al : Carotid-artery intima and media thickness as a risk factor for myocardial infarction and stroke in older adults. N Engl J Med 340 (1) : 14-22, 1999.
4) 脳卒中合同ガイドライン委員会：脳卒中治療ガイドライン 2015，協和企画，2015．
5) 日本脳ドック学会脳ドックの新ガイドライン作成編集委員会編：脳ドックのガイドライン 2014，響文社，2014．

（後藤聖司・矢坂正弘・岡田　靖）

X線・超音波

腹部エコーに異常所見があったら

びまん性肝疾患

Question & Answer

Q1 健診の超音波検査で「慢性肝障害」を指摘されたが大丈夫か？

A1 健診超音波検査で指摘されるびまん性肝疾患に対する評価は，肝の脂肪化と慢性肝障害の程度の評価に大きく二分される．「腹部超音波検診判定マニュアル」[1]によると肝縁鈍化，粗造な実質エコーパターンおよび表面結節状凹凸を認める場合を「慢性肝障害」としている．この3因子がそろっている場合には，慢性肝炎の初期というより肝の形態変化がはっきりと画像診断上で出現する肝硬変に近い状態であると考えられるため要精査として専門外来を紹介する．

Case 1

健診で指摘された慢性肝障害の1例

症例 61歳，男性
家族歴 特記事項なし
現病歴 これまで会社の検診では軽度の肝機能障害を指摘されるも飲酒の影響とし精密検査は施行されていない．今回ドック健診におい

> てはじめて超音波検査を受け慢性肝障害の指摘を受けため精査機関への紹介となる.
> 　受診後採血検査および超音波検査，CT・MRI検査などの画像診断を行いC型肝炎ウイルス（1b型）による代償性肝硬変症と診断．肝癌の合併は画像診断上なく経口2剤の抗ウイルス療法を12週間施行し現在までHCVRNA陰性化を保っている．

異常があったら

　本来検診という目的では，採血検査により肝炎ウイルス陽性者を治療適応の有無を見極め早期に2次精査とすることも重要であると考える（採血のみで肝炎ウィルス陽性者を拾い上げる肝癌検診は行政が施行している）．しかし，超音波検査の"けんしん"を考える場合には過剰診療も考える必要がある．たとえば冒頭のQ&Aで示した3因子のいずれかを基準にしてしまうと加齢的変化に伴う軽度の鈍化も要精査となってしまうため治療適応のない要精査症例の割合が増えてしまう．したがってあくまでもHCC（肝細胞癌）の超高危険群を対象とした肝硬変に近い形態変化を拾い上げているため超音波検査で要精査となった場合には専門外来に紹介し，原因検索のほか食道静脈瘤をはじめとする肝硬変に伴う合併症の検索も行うことが望ましい．近年ウイルス性肝疾患に対しては抗ウイルス療法の適応となるほか，病態として肝癌ハイリスク・グループとなる場合も多い．日本肝臓学会より出されている肝癌診療ガイドライン2013年版肝細胞癌サーベイランスアルゴリズムによると至適間隔に明確なエビデンスはないものの，B型慢性肝炎，C型慢性肝炎，肝硬変のいずれかが存在すれば肝細胞癌の高危険群とし，B型肝硬変，C型肝硬変患者は，超高危険群として，超高危険群に対しては，3〜4カ月に1回の超音波検査，高危険群に対しては，6カ月に1回の超音波検査を行うことを提案しており以後は専門外来での経過観察が現実的なものといえる．

　超音波検査での肝臓の評価法をここで確認をする．図1に健診時の超音波画像を呈示する．びまん性肝疾患の評価方法としては，もちろん各疾患の特徴を背景とした画像的な微細な変化も出現するが，主に原因検索よりむし

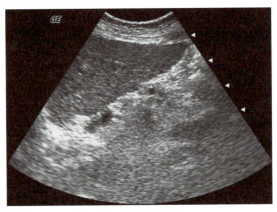

図1 肝硬変症（C型）の超音波画像
正中縦走査の超音波画像（5 MHz コンベックス型プローブ）．肝左葉下端の肝縁は鈍化し肝の表面裏面は凹凸不整，内部エコーも不均質となっている．肝表面はプローブで強く圧迫を加えると評価しにくいことがありこの場合は裏面を観察することで評価しやすい．

ろ慢性肝障害の進展度合いを評価することが中心となる．超音波検査における肝臓の評価方法は，①肝臓の大きさの評価，②輪郭の評価，③内部エコーの評価，④肝内脈管・胆管の評価，⑤肝外随伴所見の評価，⑥肝内腫瘤性病変の有無，⑦肝腫瘤性病変の評価の7点で行っている．つまり，びまん性肝疾患の評価としては①②で肝臓の形態的な変化を捉え，③④で内部の状態，⑤で腹水・側副血行路などの肝外評価を行っている．超音波検査は，CT・MRIなどと異なり肝臓の全体像を1断面でとらえることができないために数カ所に分け観察を行う．肝の形態変化や内部エコーの変化は肝内の炎症，線維化，壊死や血流の変化に伴い生じる．深部の観察はできないものの高周波プローブを用いて観察することも有用となる．**図2**に10 MHzのリニア型高周波プローブの画像を呈示する．肝表面や内部エコーの変化が観察可能である．

　また，画像上肝の形態変化がなく肝機能障害が指摘される場合もある．ウイルス性肝炎の他にも自己免疫性，アルコール性，薬剤性など種々の原因による肝障害の初期の段階では，画像でとらえることは困難である．また，採血

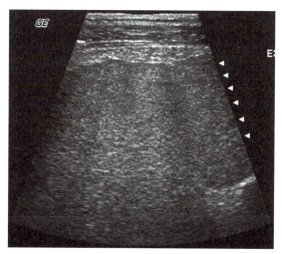

図2 肝硬変症（C型）の超音波画像
10 MHzのリニア型高周波プローブを用いた右肋間走査．肝表面の凹凸不整や内部エコーの不均一な状態が把握可能である．

結果で黄疸のみ異常となることもあるが，ビリルビンの上昇以外の肝機能検査に異常がない場合には体質性黄疸を疑う必要がある．

Question & Answer

Q2 健診の超音波検査で「脂肪肝」を指摘されたが大丈夫か？

A2 健診超音波検査で指摘されるびまん性肝疾患は，脂肪性肝，慢性肝障害がある．超音波検査は肝実質内の少量の脂肪蓄積も感度を高く拾い上げることが可能である．したがって肝脂肪化と脂肪肝の違いをしっかりと理解することも重要である．

「腹部超音波検診判定マニュアル」[1]によると高輝度肝・肝腎コントラスト・脈管不明瞭化・深部減衰のいずれかを認めるものを「脂肪肝」として経過観察としている．しかし，この中には単純性脂肪肝の他に進行性の病態である非アルコール性脂肪性肝炎も含

まれるため注意が必要である．肝脂肪化とともに慢性肝障害の形態変化を伴う形態変化のある症例や2次検査の採血データで肝機能異常が高値持続症例や肝線維化マーカーの上昇症例では進行性の病態の可能性が高くなるため慢性肝障害として要精査として専門外来に紹介することが必要である．

Case 2

健診で指摘された脂肪性肝の1例

症例 48歳　男性

家族歴 特記事項無し

現病歴 これまで会社の検診では，体重の増加時のBMIと肝機能障害も数回指摘されたことはあったが翌年には正常値に戻っていることが多いため脂肪肝として食事栄養療法が指導されていた．飲酒は月に1～2回宴会の時にビール1杯飲む程度で日頃は飲酒をしない．近年体重増加傾向が目立ち，BMIも28%と上昇しており，さらに今回は超音波検査でも，脂肪肝の他，肝機能障害も伴い総合判定で要精査となり基幹病院へ紹介となる．紹介後各種画像診断の他，超音波ガイド下肝生検を施行し，非アルコール性脂肪性肝炎と診断され治療が行われている．

脂肪肝の異常があったら

"脂肪肝"に関しては，健診受診者・評価担当医師ともに認識が甘い場合があり時として問題となっている．この理由は脂肪肝の中に肝硬変・肝癌へと進展する病態が含まれているためである．また，病期の進行とともに脂肪化が減少する時期があり脂肪肝の改善と誤認されることがあるからである．したがって正しい脂肪肝の評価法と判定法そして"危ない脂肪肝"の判別方法について述べる．

図3 に脂肪肝の超音波画像を呈示する．「腹部超音波検診判定マニュアル」[1]では，高輝度肝・肝腎コントラスト・脈管不明瞭化・深部減衰のいずれか

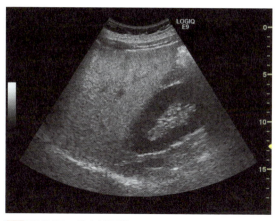

図3 脂肪肝の超音波画像
5.2 MHz コンベックスプローブを用いた右肋間走査．肝臓の下端に描出される腎臓の実質のエコーレベルと比較しスペックルの均一な高エコー，深部方向の減衰の増強，肝内脈管の不描出化を呈している．

を認める場合をカテゴリー2脂肪肝とし判定区分はCとしている．脂肪肝の超音波診断のポイントとして，肝細胞に脂肪滴が沈着した状態をイメージすると理解しやすい．肝実質では微細で均質なスペックルパターンの輝度上昇があり，肝両葉腫大と輝度上昇（bright liver）が特徴となる．通常脂肪沈着しにくい腎臓と同じ深度で輝度を比較し肝腎コントラストして標記する．超音波検査は感度が高く微量な肝実質の脂肪化についても拾い上げることが可能といえる．しかし，その反面装置・検者依存性も高く定量性にはCTなどと比較すると欠点がある．現在超音波学会においても脂肪肝の診断基準が検討されている．近年この脂肪肝の中の非アルコール性脂肪性肝炎（non-alcoholic steatohepatitis：NASH）が注目を集めている．NASHは，1980年にLudwigらが提唱した疾患概念であり，組織上高度の脂肪肝を背景に肝実質の炎症と線維化を伴い飲酒歴がないのにもかかわらずアルコール性肝障害の特徴とされる肝細胞のbaloonningやMallory体を認める進行性の疾患で，ウイルス，自己免疫などの他の因子を除外したものである．肝炎の発症から線維化の進展を経て肝硬変に至る疾患であり肝細胞癌のハイリスク・グループともなる．栄養状態，遺伝的因子，基礎疾患，代謝障害など多

種の要因が言われているがいまだ原因不明の症候群である．

　そこで「けんしん」の超音波検査で肝に脂肪化を認めた場合，まずは飲酒の有無を聞く．1日あたりアルコールを男性 30 g，女性 20 g（ビール 500 ml 相当）以上取るものをアルコール性脂肪肝とする．それ以外は非アルコール性脂肪肝（non alcohol fatty liver disease：NAFLD）とし，大部分を占める単純性の脂肪肝と NASH に分類される．図4に NASH の超音波画像を呈示する．超音波検査では残念ながら NASH と単純性脂肪肝の鑑別はできず診断は組織診断となる．つまり採血データを含めて肝炎の所見や慢性変化を疑う場合には精査機関への紹介が必要となる．NASH における注意としては肝線維化が進行すると脂肪化が減るため病態が進行しているのにもかかわらず脂肪化の改善傾向と誤認されてしまう点である．したがって脂肪肝といえどもしっかりとびまん性肝疾患の評価を行うことが重要である．

　健診では確定診断にまで言及しないため，肝機能障害で要精査となった場合には，疾患の診断，病態，治療指針の決定，予後の判定を的確に行うことが重要となる．健診で得られる情報としては，年齢，性別，既往歴，社会歴，嗜好そして採血結果が基本となるがさらに超音波検査が加わることによ

GM ノート

＊1　肝実質のエコーレベルの評価
　肝実質のエコーレベルの評価法は，健常時の肝臓と比較して高い（hyperechoic），等しい（isoechoic），低い（hypoechoic）の 3 段階に評価を行う．脂肪肝の評価では腎実質に脂肪が付かないことより肝臓と接している右腎とエコーレベルを比較することが多い．この際超音波は深部方向へ減衰をするので同じ深度で腎実質と肝実質とのエコー輝度を比較するような注意が必要である．ただし慢性腎障害においては腎実質の輝度が上昇するために脾臓と比較する．

＊2　肝実質のエコーパターンの評価
　肝臓の実質のエコーパターンは，肝実質の線維化，壊死，胆汁うっ滞，門脈・肝動脈・肝静脈の血流障害をはじめとする，種々の要因やその程度により超音波の伝播が不均一になるために現れる変化である．健常時と比較し均質（homogeneous）か不均質（heterogenous）の二段階評価となる．はっきりとした定義は無く，エコーレベルと異なり同一画面上に比較対象となるものがないためにさらに主観的な要素が強い．肝実質のエコーパターンは慢性肝障害の進展とともに従い heterogeneous が顕著となる．劇症肝炎などの急激な変化の場合にも内部エコーの不均一化は生じる．

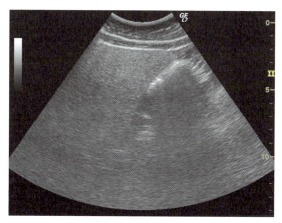

図4 非アルコール性脂肪性肝炎の超音波画像
5.2 MHz コンベックスプローブを用いた正中縦走査．超音波画像のみでは単純性脂肪肝との鑑別は困難．

り効率的な検査計画が立てられることは医療経済の観点からも重要である．

胆嚢ポリープ

Question & Answer

Q3 健診の超音波検査で「胆嚢ポリープ」を指摘されたが大丈夫か？

A3 胆嚢ポリープとは，粘膜の限局性隆起性病変の総称を指すため腫瘍性病変（良性・悪性）の他，腫瘍様病変も含まれる．したがってすべてが腫瘍ではないことをしっかりインフォームドコンセントを行うことも重要である．もちろん要精査とする場合には胆嚢癌の可能性が高い場合となるが，健診の場合精密診断と異なるため隆起性病変で 10 mm 未満の場合癌の頻度がきわめて低く，15 mm 以上となると半数以上が癌となる背景から，「腹部超音波検診判定マニュアル」[1]では，最大径が 10 mm 以上，広基性（無茎性），びまん性壁肥厚，壁の層構造の不整・断裂を伴う，限局性肥厚は胆嚢癌の可能性があるため要精査としている．2 次精査

の手法としては造影 CT・MRI（含 MRCP）もあるが小病変の観察においては超音波内視鏡検査が有効であることを頭に入れておくことが必要となる．

> **Case 3**
>
> **健診で指摘された胆嚢ポリープの 1 例**
> **症例**　65 歳　女性
> **家族歴**　特記事項無し
> **現病歴**　60 歳からドック健診を受診するようになった．これまで脂質異常症はいわれていたが，今回超音波検査を初めて受け胆嚢ポリープを指摘され要精査の指摘を受けたため精査機関への受診となる．
> 　精査の結果 10 mm の隆起性病変の他に胆嚢粘膜の顆粒状隆起を認めため胆嚢癌の診断で手術が施行された．顆粒状の隆起の部分に複数の癌の部分を認め Papillary adenocarcinoma（I s+I p）の多発粘膜癌であった．

胆嚢ポリープで異常が指摘されたら

　胆嚢ポリープには，①胆嚢癌を代表する悪性疾患，②胆嚢腺腫などの良性腫瘍，③炎症性物質などの腫瘍類似性病変の大きく 3 種類に分類される．健診の場においては，無症状であるため①を見逃すことなく精査機関に導くことが重要である．癌の見逃しを恐れすべて二次精査機関に紹介してしまえば精査機関の外来がパンクするほか要精査の精検率が低下するため健診超音波検査の存在意義まで危うくなると考えられる．したがって健診超音波検査においては，良性疾患を確実に診断し要精査にさせないことも受診者の精神的な負担をかけない点や過剰医療を避ける観点から重要となる．このためには，胆嚢には底部や頸部などの見えにくい場所もあるため観察時に多方向から観察を行う，高周波プローブを用いる，体位変換を行う，などにより胆嚢全体をくまなく観察することが重要であり，限られた検査時間内に見落としを減

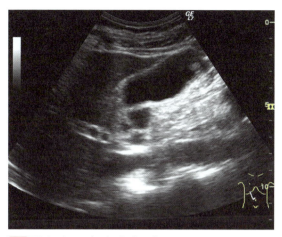

図5 胆嚢ポリープの超音波画像
5.2 MHz コンベックスプローブを用いた右肋骨弓下斜走査．
胆嚢底部に約 10 mm の隆起性病変を認める．

らす努力が必要となる．

　図5に健診で指摘された胆嚢ポリープの超音波画像を呈示する．5 MHz のコンベックス型プローブを用いた右肋骨弓下斜走査で胆嚢底部に約 10 mm の隆起性病変を認めている．

　図6aに同症例の 9 MHz のリニア型プローブを用いた超音波画像を呈示する．底部の有茎性のポリープも明瞭に描出され有茎性のポリープであることが詳細に観察可能である．この症例では問題となるのは，図6a bで描出されたポリープ以外にも詳細に観察をすると胆嚢粘膜面の 2〜3 mm 大の不整の隆起を広範囲に認めることである．図6cに造影超音波検査（胆嚢ポリープに対しては，保険適用外）の動脈優位相の画像を呈示する．腫瘍部は均一な濃染像を呈しており不整隆起は debris などの炎症産物ではないことが確認可能である．切除標本では粘膜癌であったが癌の部分は不整隆起の部分に不連続に散在していた．

　図7に広基性の胆嚢癌の症例を提示する．肝床側に広基性の約 20 mm の隆起性病変を認める．胆嚢癌は深達度が重要な項目であるが肝床面か否かも肝臓の合併切除の因子になるため重要な評価項目となる．

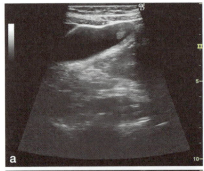
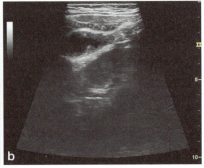
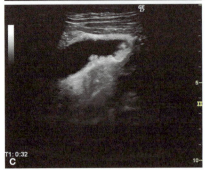

図6 胆嚢ポリープの超音波画像
図5と同症例．9 MHz 高周波リニアプローブを用いた右肋骨弓下斜走査．
ⓐ指摘されたポリープも有茎性であることが明瞭に把握可能．
ⓑ指摘部分の周囲の壁の肥厚も認める．粘膜は平滑ではなく不整であり詳細に観察を行うと顆粒状の隆起を複数箇所に認めている．
ⓒ同部の sonazoid 0.5 ml/body を用いた造影超音波画像（肝腫瘤性病変があり施行．胆のう腫瘍単独では保険適用はない）．顆粒状の隆起部にも確実な造影効果を認めており，炎症性産物ではなく腫瘍であることが確認された．

　図8にコレステロールポリープの超音波画像を呈示する．図8aに 10 mm 未満の小さなコレステロールポリープ，図8bに 10 mm 以上の比較的大きなコレステロールポリープの超音波画像を呈示する．コレステロールポリープの超音波画像の特徴としては，多くは 10 mm 以下である，多発している，桑実状である，微細点状高エコースポット[*3]を有する，広基性ではない，などが挙げられる．図8bの大きなものでも広基性ではなく細い茎である．比較的大きなものでは内部の円形の無エコー像も特徴である．

　「腹部超音波検診判定マニュアル」では，大きさで分類してすべてを精査とはしていない．明らかに小囊胞構造・コメット様エコー[*4]など胆嚢腺筋腫症である所見が確実に観察された場合には「胆嚢腺筋腫症」としてカテゴリーを下げ要精査とはせずに経過観察としている（図9）．超音波検査では検査時また

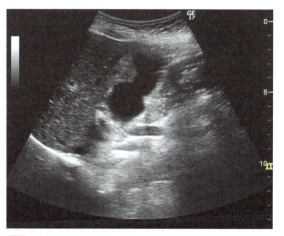

図7 胆嚢癌の超音波画像
5.2 MHz コンベックスプローブを用いた右肋間走査．胆嚢ポリープの茎は認めず付着部が広く広基性の隆起である．無茎性の広基性隆起は「腹部超音波検診判定マニュアル」ではカテゴリー4,D2 要精査となる．

は二重読影判定時において確実に所見を捉えられずに迷う場合も出現する．有茎性と広基性を迷った場合は広基性とし，複数の有所見がある場合には大きさ・形状を優先とし精査を行うことも重要である．

GMノート

＊3 点状高エコー
　日本超音波医学会の用語集によると高エコー域とは，周辺部より高いエコーレベルを示す領域としている．胆嚢隆起性病変の観察における点状高エコーとは，点状（スポット状）の健常時の胆嚢壁の高エコーより輝度の高いエコー像を指しポリープ内のコレステリンの沈着を反映するもので大きくなるにつれ減少する．

＊4 コメット様エコー
　日本超音波医学会医用超音波用語集によると強いエコーの後方に彗星のように尾を引くエコー．アーチファクトの一種で comet-tail artifact とも呼ばれる　（同）コメットサインとしている．

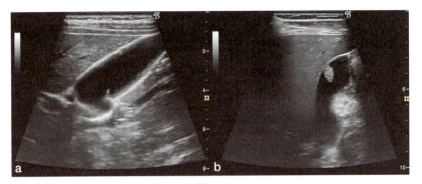

図8 コレステロールポリープの超音波画像
a：3〜4 mm 大の小ポリープ，b：約 10 mm 大の比較的大きなポリープ症例．大小にかかわらず細い有茎性の輝度の高いポリープがコレステロールポリープの形態的な特徴で実際の観察時には呼吸性の移動や大動脈の拍動により可動しているのが観察される．

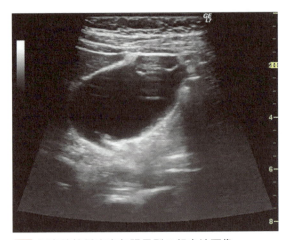

図9 胆嚢腺筋腫症底部限局型の超音波画像
9 MHz 高周波リニアプローブを用いた右肋骨弓下斜走査．胆嚢底部に約 15 mm の隆起性病変を認める．内部の無エコー域とコメット様エコーを認める．同部は Rokitansky-Aschoff sinus（RAS）による変化であり同疾患の特徴的な所見となる．

胆石

Question & Answer

Q4 健診の超音波検査で「胆石」を指摘されたが大丈夫か？

A4 「腹部超音波検診判定マニュアル」[1]によると健診超音波検査で胆嚢内にストロングエコーを認めた場合，石灰化像や気腫像も含み結石像として扱っている．腫瘍性病変ではなく基本的に健診受診者のため自覚症状（腹痛）が無いことより経過観察としている．しかし，胆石の影響などにより体位変換などによっても壁の評価を施行できない部分がある場合には胆石合併胆のう癌の割合も多いために胆嚢結石・胆嚢壁評価不能とし要精査の対象としている．また，胆嚢内に胆泥（デブリ，debris）[*5]を認める場合には症状がない場合も胆管癌などによる胆汁の流出障害も示唆されるため超音波所見を胆泥とし要精査としている．

Case 4

健診で指摘された胆石症の1例

症例 62歳，女性
家族歴 特記事項なし
現病歴 これまで会社の定期検診は受診していたが脂質代謝異常は指摘されていたものの，その他に異常所見はなく医療施設への受診はない．時折食後の軽度の右季肋部鈍痛は自覚することもあったが翌日には消失していたので「胃が悪い」と思いその後消化のよいものを食べて休めば治まっていたため医療機関への受診はしていなかった．今回定年により会社の検診がなくなったためドック健診を受診し初めて超音波検査を施行したところ胆石を指摘された．精査後内科的な治療の適応ではないこと，胆嚢内にデブリが少量貯留しており胆汁の流出障害が疑われたことから詳細に問診を行ったところ，実際には有症状であることから腹腔鏡下の胆嚢摘出術が施行された．

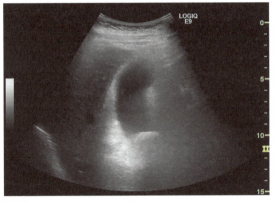

図10 胆石症の超音波画像
5.2 MHz コンベックスプローブを用いた右肋骨弓下斜走査．胆嚢頸部に約 10 mm の AS を伴うストロングエコーを認め胆石症と診断できる．胆石の周囲には少量のデブリも伴うことと詳細に問診をしたところ有症状であり手術が施行された．結石は混成石であった．

胆石と異常を指摘されたら

　胆嚢は，"胆嚢にはじまって，胆嚢におわる"といわれるほど超音波検査をはじめるきっかけとなることが多い臓器である．胆石症は腹痛の既往がない場合には経過観察症例において年 2〜4％ と発作を起こす割合が低いことより治療適応とならず経過観察となる[3]．発症リスクは胆石の数，大きさ，年齢によって異なる．また，胆嚢癌に胆石合併率が高い背景があることは念頭に入れておく必要がある．つまり胆石の指摘だけではなく胆石の背側に腫瘍が

GM ノート

＊5　デブリエコー(debris echo)
　液体の中に現われる膿や胆砂などの沈澱物に由来するエコー　(同)スラッジエコー．通常の胆嚢内腔は無エコーとなるが，排泄障害や炎症性産物などにより出現する．腹部超音波検診判定マニュアルでは debris echo を認めるのみでも末梢側での閉塞が否定できないためカテゴリー3 の要精査(D2)判定となる．

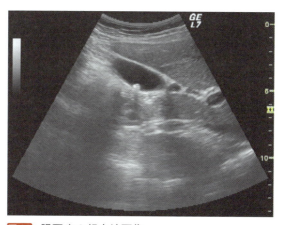

図11 胆石症の超音波画像
5.2 MHz コンベックスプローブを用いた右肋骨弓下走査．
5 mm 大のストロングエコーと背側のアコースティックシャドウ
(acoustic shadow:AS)を認めており胆石の典型像といえる

隠れていないか？体位変換などにより石を移動させて胆囊粘膜を十分に観察できているか？デブリなどの排泄障害がないか？ということが重要となる．

図10 に今回の症例を呈示する．胆石が胆囊頸部に位置しており胆囊内部には少量のデブリも貯留していた．胆石の症状は，軽症では胆石による症状と胃腸系の症状との鑑別がつきにくいこともあるために注意して問診を行うことも必要である．

胆石症の成分の鑑別は，内科的治療つまり胆石溶解療法や破砕術の適応があるか否かの判断に重要となる．**図11** に健診で指摘された胆石症の超音波画像を呈示する．5 mm 大のストロングエコーと背側のアコースティックシャドウ(AS)[*6] を認めており胆石の典型像といえる．小さな結石はポリープとの

GM ノート

＊6 音響陰影(acoustics shadow：AS)
　超音波が透過し難い組織の後方でエコーが減弱，あるいは消失した領域の事を指す．具体的には石灰化成分の強い胆石や骨で出現する後方エコーが黒くなる部分を指す．

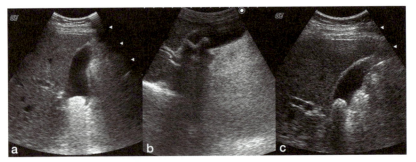

図12 胆石症の超音波画像（コレステロール系結石）
5.2 MHz コンベックスプローブを用いた右肋骨弓下斜走査．a：純コレステロール結石．これのみ結石の背側が AS ではなくコメット様エコーを呈し高エコーとなっている．b：混合石，c：混成石．

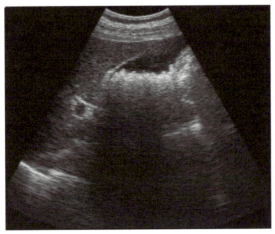

図13 胆石症の超音波画像（小結石：堆積型）
5.2 MHz コンベックスプローブを用いた右肋骨弓下斜走査．
可動性や AS を確認しデブリとの鑑別が必要となる．

鑑別が重要となるがこの図の様に第三者に確実に結石であることを伝えるためには AS を確実に記録することも重要である．また，検査中に可動性の確認も（結石・胆泥は移動するため）鑑別上の大きな point となる．古くから胆石の危険因子として 5F（forty, female, fatty, fair, fertile）といわれていた[4]．わが国の検討においてもコレステロール石保有者の特徴として肥満，インスリン

抵抗性が認められ多変量解析においては肥満，年齢が有意な危険因子と報告しており生活習慣病との関連が示唆されているため今後健診の場においても増加することも予測される[6]．

　胆石は，大きく10 mm以上となる比較的大きな結石であるコレステロール系結石（図12）と10 mm未満のその他の小結石に分類できる（図13）．

　超音波検査の胆石の分類では治療法の適応に関与するため重要となり土屋の分類が代表的である．Ia, b, IIb，堆積型 a, b，浮遊型で15 mm以下（10 mm以下が望ましい）のものが経口胆石溶解療法の対象となる[6]．

文献

1) 日本消化器がん検診学会超音波検診委員会ガイドライン作成ワーキンググループ，他：腹部超音波検診判定マニュアル．日消がん検診誌 52(4)：471-493, 2014.
2) 日本医師会編：腹部エコーのABC 第2版．日本医師会, 2004.
3) 日本消化器病学会編：胆石症ガイドブック．南江堂, 2010.
4) Friedman GD, et al : The Epidemiology of Gallbladder Disease : Observations in the Framingham Study.J Chron Dis 19 ; 273-292, 1966.
5) 沼田義弘，他：胆石の危険因子の検討．胆道 29(2)：219-225,2015.
6) 矢沢孝文，土屋幸浩，他：胆石の超音波特性に基づく性状診断．日消誌 85 (3) 708-714, 1988.
7) 日本超音波医学会編：新超音波医学 2．医学書院, 2000.

　　　　　　　　　　　　　　　　　　　　　　　　　　　　（小川眞広）

ワンポイントレクチャー2
臨床検査の標準化と臨床検査値

> **Question & Answer**
> Q. 健診で基準範囲から外れた測定値が出たが？
> A. 基準範囲は，健常人集団の中央値を含む95%の範囲にて，健常人でも20人に1人は外れる．また，一度に多数項目を測定すれば1～2項目は外れることはよくある．

臨床検査の標準化の作業は，血液中の生化学成分を定量する臨床化学検査を中心に行われている．日常検査法は，迅速性と精密性に重点が置かれているため測定原理から精確な測定には難があるので，スクリーニング検査として用い，必要に応じて精密検査を行う．

標準化は，日常検査法を校正する上位の標準物質（血清を用いた常用参照標準物質など）を設定し，日常検査法間の測定値の互換性を確保することにある[1]．これらの標準物質の値付け（認証値という）には，精確さを有する基準測定操作法を用いる．したがって標準化は，基準測定操作法からの精確さを常用標準物質を介して日常検査法に伝えることである．ただし，日常検査法は，その目的から必ずしも精確な測定値が得られるとは限らない．特に患者検体では日常検査法の反応特異性が十分でない場合は，日常検査法間での互換性が得られないことがある．しかし，健診で扱う健常人においては，このような問題は少ない．

標準化作業で整備された日常検査法を用いて基準範囲が設定され，健診を含めて検査が行われている．このうち特定健康診査・保健指導に用いる生化学検査項目と判定値および検査の留意事項を表1に示した．また，基準範囲は健常人であることの条件を規定し（これを基準個体という），標準化された日常検査法で基準個体の測定値を用いて，基準範囲設定法により得られた成人の共用基準範囲[2]および日本ドック健診でのスーパーノーマルの集団から基準範囲設定法により得られた基準範囲[3]を表2に示した．

表1 特定健康診査および保健指導の判定値および検査の留意事項

項目	単位	判定値 保健指導	判定値 受診勧奨	留意事項
中性脂肪(TG)	mg/dl	150	300	高TG血症では，リポ蛋白の分画検査(電気泳動法や陰イオン交換クロマトグラフィなど)を行い，増加しているリポ蛋白を確認する．
HDLコレステロール(HDL-C)	mg/dl	39	34	コレステロールエステル転送蛋白(CETP)欠損症は100 mg/dl以上の高値の原因として最も多い．
LDLコレステロール(LDL-C)	mg/dl	120	140	測定キット間差があるので，現状では4メーカー(協和メデックス，積水メディカル，デンカ生研，和光純薬工業)のキットから選択する．HDL-CについてもLDL-Cと同一メーカーのキットが無難である．
空腹時血糖(GLU)	mg/dl	100	126	食後1〜2時間値の140 mg/dl異常は，血糖値スパイクである．血糖値スパイクは空腹時血糖検査では検出されない．食後の指頭血(動脈血に相当)の血糖値は，静脈血漿の血糖値より高値になる．
ヘモグロビンA1c(HbA1c)	%NGSP	5.6	6.5	赤血球寿命が短縮している場合(急性出血，溶血，肝硬変，腎不全など)は，血糖値に比べて低値になる．血糖値の日内変動が大きくても，それがすぐHbA1c値に反映されない．HbFの高値は，HPLC法のHbA1c値は偽低値になることがある．異常Hb症では血糖値とHbA1c値(異常低値あるいは異常高値)の乖離が生じる．
AST(GOT) ALT(GPT)	U/l	31	61	肝炎ウイルス検査は一度は行うべきである．ASTの肝細胞中の活性はALTより高いが，異化速度がALTより速いので，急性肝障害の病初期はAST＞ALT，経過とともにAST＜ALTとなる．C型慢性肝障害では基準範囲内であっても進行した肝障害のことがある．
				肝障害以外に心疾患，筋疾患，血液疾患での高値となり，軽度上昇は多くの全身性疾患に見られる．健常人でもASTが異常免疫グロブリンと結合し高分子となり，血中半減期が長くなるため高値になることがある．
γGT(γGTP)	U/l	51	101	健常人で飲酒習慣がなくても高値の人(ノンレスポンダー)がいる．飲酒習慣がなくても肥満度の上昇に伴って上昇する．肝での薬物誘導でも上昇する．

表2 検査項目の標準化による測定値の互換性，JCCLS共用基準範囲，人間ドック健診検査基準範囲および推奨日常検査法

測定項目	測定値の互換性	測定単位	JCCLS共用基準範囲(下限値〜上限値)	人間ドック健診検査基準範囲(下限値〜上限値)	推奨される日常検査法の例
尿素窒素（BUN）	あり	mg/dl	8〜20	―	酵素法
クレアチニン（CRE）	あり	mg/dl	♂ 0.65〜1.07 ♀ 0.46〜0.79	♂ 0.66〜1.08 ♀ 0.47〜0.82	酵素法
尿酸（UA）	あり	mg/dl	♂ 3.7〜7.8 ♀ 2.6〜5.5	♂ 3.6〜7.9 ♀ 2.6〜5.9	酵素法
空腹時血糖（GLU）	あり	mg/dl	73〜109	♂ 83〜114 ♀ 78〜106	酵素法
ヘモグロビンA1c（HbA1c）	あり	%NGSP	4.9〜6.0	30-80歳♂ 5.0〜6.0 30-44歳♀ 4.8〜5.8 45-64歳♀ 5.0〜6.0 65-80歳♀ 5.1〜6.2	HPLC法，免疫法，酵素法
T-Bil（総ビリルビン）	ほぼあり	mg/dl	0.4〜1.5	0.4〜1.6	酵素法
総コレステロール（TC）	あり	mg/dl	142〜248	30-80歳♂ 151〜254 30-44歳♀ 145〜238 45-64歳♀ 163〜273 65-80歳♀ 175〜280	酵素法
中性脂肪（TG）	あり	mg/dl	♂ 40〜234 ♀ 30〜117	♂ 39〜198 ♀ 32〜134	酵素法
HDL-コレステロール（HDL-C）	あり	mg/dl	♂ 38〜90 ♀ 48〜103	♂ 40〜92 ♀ 49〜106	直接法
LDL-コレステロール（LDL-C）	あり	mg/dl	65〜163	30-80歳♂ 72〜178 30-44歳♀ 61〜152 45-64歳♀ 73〜183 65-80歳♀ 84〜190	直接法
FWLDL-C	あり	mg/dl	―	30-80歳♂ 77〜170 30-44歳♀ 66〜147 45-64歳♀ 79〜178 65-80歳♀ 91〜185	直接法の測定値を用いた計算式
nonHDL-C	あり	mg/dl	―	30-80歳♂ 92〜194 30-44歳♀ 77〜162 45-64歳♀ 91〜196 65-80歳♀ 105〜205	直接法の測定値を用いた計算式
総蛋白（TP）	あり	g/dl	6.6〜8.1	6.5〜7.9	ビウレット法
アルブミン（ALB）	あり	g/dl	4.1〜5.1	30-44歳♂ 4.1〜4.9 45-64歳♂ 4.0〜4.8 65-80歳♂ 3.9〜4.7 30-80歳♀ 4.0〜4.8	改良BCP法
CRP	あり	mg/dl	0.00〜0.14	―	ラテックス免疫比濁法
RF	カットオフ値のみあり	IU/ml	カットオフ値15	―	ラテックス免疫比濁法
AST（GOT）	あり	U/l	13〜30	30-80歳♂ 13〜29 30-44歳♀ 12〜24 45-64歳♀ 13〜28 65-80歳♀ 15〜31	JSCC標準化対応法
ALT（GPT）	あり	U/l	♂ 10〜42 ♀ 7〜23	♂ 10〜37 ♀ 8〜25	JSCC標準化対応法
LD（LDH）	あり	U/l	124〜222	―	JSCC標準化対応法
CK（CPK）	あり	U/l	♂ 59〜248 ♀ 41〜153	―	JSCC標準化対応法
ALP	あり	U/l	106〜322	30-80歳♂ 119〜303 30-44歳♀ 94〜237 45-64歳♀ 105〜316 65-80歳♀ 123〜341	JSCC標準化対応法
γGT（γGTP）	あり	U/l	♂ 13〜64 ♀ 9〜32	♂ 12〜84 ♀ 9〜40	JSCC標準化対応法
AMY（アミラーゼ）	あり	U/l	44〜132	―	JSCC標準化対応法
ChE（コリンエステラーゼ）	あり	U/l	♂ 240〜486 ♀ 201〜421	―	JSCC標準化対応法

測定項目	測定値の互換性	測定単位	JCCLS共用基準範囲(下限値〜上限値)	人間ドック健診検査基準範囲(下限値〜上限値)	推奨される日常検査法の例
白血球(WBC)	ほぼあり	10³/mcl	3.3〜8.6	3.0〜7.6	自動血球計数装置
赤血球(RBC)	ほぼあり	10⁴/mcl	♂ 435〜555 ♀ 386〜492	♂ 437〜536 ♀ 392〜485	自動血球計数装置
血色素(Hb)	ほぼあり	g/dl	♂ 13.7〜16.8 ♀ 11.6〜14.8	♂ 13.7〜16.4 ♀ 11.9〜14.6	自動血球計数装置
ヘマトクリット(Ht)	ほぼあり	%	♂ 40.7〜50.1 ♀ 35.1〜44.4	♂ 41〜48 ♀ 36〜44	自動血球計数装置
血小板(PLT)	ほぼあり	10⁴/mcl	15.8〜34.8	15〜33	自動血球計数装置
平均赤血球容積(MCV)	ほぼあり	fl	83.6〜98.2	84〜98	自動血球計数装置
平均赤血球血色素量(MCH)	ほぼあり	pg	27.5〜33.2	—	自動血球計数装置
平均赤血球血色素濃度(MCHC)	ほぼあり	%	31.7〜35.3	—	自動血球計数装置
BMI	あり	kg/m²	—	♂ 18.5〜27.7 ♀ 16.8〜26.1	計算式
血圧収縮期(SBP)	あり	mmHg	—	88〜147	デジタル自動血圧計
血圧拡張期(DBP)	あり	mmHg	—	51〜94	デジタル自動血圧計
eGFR	あり	ml/min/1.73 m²	—	30-44歳 62〜111 45-64歳 55〜100 65-80歳 50〜94	CREは酵素法

文献

1) 桑　克彦，他：実試料標準物質の概要—生化学検査系．臨床化学 38(4):389-400, 2009.
2) JCCLS:「共用基準範囲とその利用の手引・暫定文書」の公開について. 2014年3月31日(http://www.jccls.org/techreport/05.html)
3) 日本人間ドック学会・健康保健組合連合会：検査基準値及び有用性に関する調査研究小委員会．新たな健診の基本検査の基準範囲：日本人間ドック学会と健保連による150万人のメガスタディー. 2014年4月

(桑　克彦)

生化学・血液学・血清学・尿

血液の検査で異常があったら
 a:白血球が少ない／
 b:赤沈が亢進している／
 c:軽度の貧血がある，と言われた

Question & Answer

Q1 健診時の血液検査で白血球数の異常が出た場合に留意することは？

A1 毎年検査している場合は時系列を確認する．また，白血球の分画と形態異常に留意する．

a：白血球が少ない，と言われた

Case 1

「白血球が少ないと指摘されたのですが…」

患者 40歳，男性

主訴 白血球減少．

　愁訴は特にない．2カ月前の会社の健康診断で，白血球が少ないと指摘され，大きな病院を受診するよう言われた．「そのつもりで過去の健診のデータを見たら前からやや少なめであった．大きな病気があるのでしょうか」と心配している．主治医としてどのように答えればよいだろうか？

　一般的な教科書に載っている白血球減少をきたす疾患を念頭において検査を進めるが，年余にわたって白血球減少がみられるので，感染症や腫瘍性

疾患などはこの時点でほぼ除外される．健診では白血球分画や形態観察が十分でないため，この点を中心に再度検査する．顆粒球が減少している場合は再生不良性貧血や骨髄異形成症候群を考慮し，赤血球や血小板の減少がないか再度確認する．リンパ球が減少している場合は，職業的な化学物質の曝露や放射線の影響などを問診で確認する．分画の割合が均等に減少している場合は体質的なものを考慮するが，再生不良性貧血などの血液疾患の軽症のものも除外できない．

以上のことを検査したうえで，経過観察か専門医への紹介かを判断する．再生不良性貧血や骨髄異形成症候群を疑った場合は専門医へコンサルトする．それ以外の場合は，最低年一度の血液検査を指示して経過観察とする．

ちなみに，年余にわたり白血球数が少ない場合で，白血球数 $3,000/\mu l$ 以上あれば，多くは体質的なもので，臨床的にも病的意義は少ない．白血球数 $3,000/\mu l$ 以下の場合は，専門医に一度はコンサルトする．$3,000/\mu l$ 以上でも，貧血や血小板減少もみられた場合は汎血球減少をきたす疾患が考えられるので，コンサルトする．再生不良性貧血でも2系統だけが減少していることがしばしばみられる．

Question & Answer

Q2	健診時の赤沈が亢進していると指摘された場合に留意することは？
A2	毎年検査している場合は時系列を確認する．一般には非特異的な炎症反応を表すので，感染症や腫瘍性疾患，自己免疫疾患などを検索する．

b：赤沈が亢進している，と言われた

> **Case 2**
>
> 「赤沈が亢進していると指摘されたのですが…」
>
> **患者** 32歳，女性
>
> **主訴** 赤沈の亢進．
>
> 愁訴は特にない．2カ月前の会社の健康診断で，赤沈が亢進していると指摘され，大きな病院を受診するよう言われた．「そのつもりで過去の健診のデータを見たら前から同じようであった．大きな病気があるのでしょうか」と心配している．主治医としてどのように答えればよいだろうか．

　まず，赤沈の原理・検査法と検査値に影響する因子を押さえておく．赤沈は抗凝固剤を入れた血液を細いガラス管に静置し，赤血球が沈んでいく速さを，30分，1時間，2時間で測定する，今では原始的とも言える検査である．赤沈は赤血球表面の電化に左右されるなど言われているが，臨床上影響する因子は，フィブリノーゲン量，貧血，血漿グロブリン量などである．感染症や自己免疫疾患で亢進するのは，フィブリノーゲンの増加が大きな因子であり，骨髄腫で亢進するのはM蛋白の影響である．

　最近は，炎症反応としてCRPがごく少量の血清で小数点以下2桁まで測定され，血液を1 ml以上必要とし，1時間近くの検査が必要な赤沈の臨床的意義がほとんどなくなってきている（時間に関して言えば，遠心器を使うことにより1時間値が15分くらいで測定できる）．それでも，なおいくつかの疾患でCRPよりも赤沈が病勢の把握に有用とされている．関節リウマチと潰瘍性大腸炎が代表的なものであるが，赤沈は，初期の診断よりも経過観察に有用である．

　Case 2であるが，そもそも赤沈を健診で行うことが無駄といえる．結核が国民病といわれた時代の名残であるが，それほど多くの情報をもたらすわけではない．すなわち，次の検査としては，感染症，自己免疫疾患，腫瘍性疾患を中心に赤沈を亢進させる疾患を鑑別しなければならない．幸い，時系列に検査所見があり，年余にわたり赤沈が軽度亢進したのであれば，急性の疾

患や腫瘍性の疾患はほぼ除外でき，年齢から考慮しても自己免疫疾患を中心により詳しい検査を行うことになる．

Question & Answer

Q3 健診時に軽度の貧血が指摘された場合に留意することは？

A3 毎年検査している場合は時系列を確認する．赤血球のMCV，MCHCで貧血の鑑別を行う．問診では，月経の状況が重要である．

c：軽度の貧血がある，と言われた

Case 3

「軽度の貧血があると言われたのですが…」

患者 40歳，女性
主訴 軽度の貧血．

愁訴は特にない．2カ月前の会社の健康診断で，軽度の貧血があると指摘され，大きな病院を受診するよう言われた．「そのつもりで過去の健診のデータを見たら前から同じようであったが，今年はやや悪くなっている．大きな病気があるのでしょうか」と心配している．主治医としてどのように答えればよいだろうか．

健診で最も多く認められる検査異常の1つである．教科書的な貧血の鑑別に従って検査を進める．赤血球のMCVとMCHCにより貧血を分類する．小球性低色素性貧血は鉄欠乏性貧血が最も考えやすく，その他として関節リウマチなど慢性炎症に伴う貧血がある．大球性正色素性貧血はビタミンB_{12}欠乏である悪性貧血や再生不良性貧血の一部があり，正球性正色素性貧血はその他の貧血，たとえば腎性貧血や白血病など多くの疾患がある．きわめて断定的に分けると，小球性低色素性貧血では鉄欠乏性貧血を疑い，出血源の精査と鉄剤による治療を行う．1, 2カ月の治療で効果がない時に専

門医にコンサルトする．正球性貧血，大球性貧血の場合は，骨髄穿刺の適応もあり，専門医にコンサルトする．

　貧血以外の血液検査所見を確認することが重要である．貧血に加えて，白血球減少（顆粒球減少）や血小板減少がみられた場合汎血球減少といい，再生不良性貧血，骨髄異形成症候群，悪性貧血などを考慮する．再生不良性貧血でも，2系統だけが減少している場合も少なくない．2系統以上の血球減少がみられた場合は専門医にコンサルトする．

　小球性低色素性貧血の場合，鉄欠乏性貧血が圧倒的に多いので，血清鉄の測定後，鉄剤による治療を開始する．フェリチン検査は貯蔵鉄を反映するが，必須の検査ではない．鉄欠乏性貧血は診断名というより症候名ととらえて，出血をはじめとした鉄欠乏の原因を探る．Case 3は女性であり，月経過多による鉄欠乏などが想定されるが，とらわれずに，消化管出血なども問診やあるいはスクリーニング検査で確認する．

　貧血の進行が緩徐な場合，身体の適応反応により臨床症状を訴えないことが多い．ただし，治療で貧血が改善して，回顧的にそういえばあの頃は階段を上るのもしんどかったと訴えることが多い．愁訴と貧血の重症度が必ずしも一致しないことを銘記する．

（北村　聖）

生化学・血液学・血清学・尿

「肝機能が正常でB型肝炎の抗原が陽性」／「肝機能が正常でC型肝炎の抗体が陽性」と言われたら

Question & Answer

Q HBs抗原陽性者，HCV抗体（HCVRNA）陽性者の発がんリスクは，主に何によって規定されるのか？

A 前者はHBVDNA量，後者は血小板数，AFP値で規定され，ALT値の関与は少ない．

無症候性キャリアー（asymptomatic carrier）

　ウイルスが血液中に存在するも持続的にALT値が正常を示す例を，無症候性キャリアー（asymptomatic carrier）という．一方，肝炎ウイルスが存在しALT値が持続的な異常値を示す例を慢性肝炎という．ALT値の異常は肝細胞の破壊を反映することから，ALT値の変動が長期に持続する場合には肝硬変，肝癌へと進展する可能性がある．確かに，慢性肝炎に比較すると

GMノート

＊1　健康キャリアー（healthy carrier）
　無症候性キャリアー（asymptomatic carrier）は，以前は健康キャリアー（healthy carrier）と呼ばれることがあった．しかし，健康キャリアーという名称は患者に誤解を与えている．ALT持続正常でも肝癌を併発する例が明らかとなり，現在，そのような症例に対して正確な病状説明，発がんリスクなどを説明していなかったことを争点とする医療裁判が発生している．

表1 肝炎ウイルスマーカーの臨床的意義

B型肝炎関連		
HBs抗原		HBVに感染している（通常HBc抗体も陽性）
HBs抗体		HBVの感染既往（多くはHBc抗体も陽性）
		HBVワクチン接種後
HBc抗体	高力価	HBVに感染している（通常HBs抗原も陽性）
	低力価	HBVの感染既往（多くはHBs抗体も陽性）
IgM-HBc抗体	高力価	B型急性肝炎
	低力価	B型慢性肝炎の急性増悪
HBe抗原		一般にHBVの増殖力が強い．高ウイルス量
HBe抗体		一般にHBVの増殖力が弱い．低ウイルス量
HBVDNA量（realtime PCR法）		血中HBV量を反映
HBコア関連抗原		核酸アナログ非使用時：HBV量を反映
		核酸アナログ使用時：肝細胞中HBVcccDNA量を反映
HBV genotype		HBV遺伝子型　感染経路や予後を推定
プレコア変異 コアプロモーター変異		病態や予後を推定

C型肝炎関連		
HCV抗体	高力価	HCVに感染している
	低力価	HCVに過去に感染していた（既往感染）
HCVRNA（realtime PCR法）		血中HCV量を反映
HCVコア抗原		血中HCV量を反映
HCVセロタイプ		HCVの遺伝子型（セログループ1とセログループ2）
HCV genotype		HCVの遺伝子型（1a型，1b型，2a型，2b型，3型など）

　無症候性キャリアーでは病態の変化が軽度のものが多いも，ALT値持続正常例，すなわち無症候性キャリアーのなかにも肝硬変進展例が存在することがあり，肝癌を併発する例も含まれる．特にHBs抗原陽性の肝癌症例の約30％は無症候性キャリアーであり，ALT持続正常例のなかから予後不良の症例を的確に見出す必要がある．

　一方，ウイルス性慢性肝疾患患者の診断，病態と予後を的確に診断するためには，各種肝炎ウイルスマーカーの意味を正しく理解しなければならない．B型肝炎，C型肝炎に関連するウイルスマーカーは数多くあり，通常は複数の測定結果を組み合わせて評価する必要がある．肝炎ウイルスマーカーの臨床的意義をまとめたものが表1である．

> **Case 1**
>
> ### 肝機能が正常で，B型肝炎の抗原が陽性と検診で指摘されたのですが
>
> **患者** 51歳，男性．会社の健診で肝機能が正常でもHBs抗原が陽性であることを指摘された．
>
> 精密検査では，HBs抗原陽性，HBe抗原陰性，HBe抗体陽性，HBVDNA量5.6 log IU/ml，HBV genotype C，AST値32 IU/l，ALT値28 U/l，γ-GTP値98 U/ml．血小板数20×10⁴/μl，AFP値3 ng/ml．身長は166 cm，体重は70 kg，毎日350 mlの缶ビールを2杯飲んでいる．肝癌の家族歴はない．

Case 1 で注目すべき血液検査所見はHBVDNA量5.6 log IU/mlであり，5.0 log IU/ml以上の値を示している点である．B型肝炎の無症候性キャリアーの長期予後に対する台湾で行われた前向きコホート研究（REVEAL STUDY）によると，HBVDNA量が肝癌発生リスクと関連することが示されている（図1）[1]．Case 1 の場合，ALT値正常，HBe抗原陰性であるが，HBVDNA量5.6 log IU/mlと高い値を示しており，HBVDNA量4.0未満の症例に比較して11.3倍発がんリスクが高いと判断される．詳細は省略するもREVEAL STUDYによる肝癌発生リスクスコアからCase 1 の肝癌発

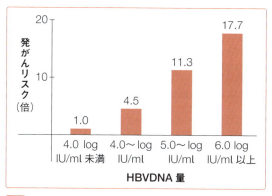

図1 HBVDNA量と発がんリスク
HBeAg陰性，ALT正常，肝硬変なしのHBs抗原陽性2,925人での検討． （文献1より作図）

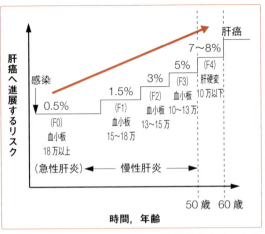

図2 C型慢性肝炎の自然経過，線維化進行度と年間発がん率

生率を計算すると5年で36%, 10年で71%と計算される[2]．

　この症例は，肝癌の早期診断目的として半年に1回の腹部エコー検査が必要である．またALT値正常でも発がんリスクを低下させる目的で抗ウイルス薬の投与を考慮すべき症例である．

> ### Case 2
> ### 肝機能が正常で，C型肝炎の抗体が陽性と検診で指摘されたのですが
> **患者** 58歳，女性．住民検診でHCV抗体陽性と指摘された．精密検査では，AST値 28 IU/l, ALT値 24 U/l, γ-GTP値 34 U/ml. 血小板数 $9×10^4/\mu l$, AFP値 24 ng/ml. 身長は154 cm，体重は42 kg，飲酒歴なし．HCVRNA量 6.2 log IU/ml, HCVセロタイプ2型．

　Case 2で注目すべき血液検査所見は，血小板数 $9×10^4/\mu l$, AFP値 24 ng/ml である．C型慢性肝炎での血小板数は，肝の線維化進行度および肝癌発生リスクを反映する（図2）．

　Case 2の場合，図2のデータからは，すでに肝硬変に進展している可能性がきわめて高く年間肝癌発生率は7～8%である．また最近AFP値も肝癌

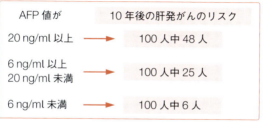

図3 AFP（アルファフェトプロテイン）の値が10年後の肝発がんを予測する （文献3より作図）

発生リスクと関連することが明らかとなり，AFP値20 ng/m*l*以上の例では10年で48％と計算される（図3）[3]．この症例は，肝癌の早期診断目的として3～6カ月に1回の腹部エコー検査が必要である．

文献

1) Chen CJ, et al：Risk of hepatocellular carcinoma across a biological gradient of serum hepatitis B virus DNA level. JAMA 295(1)：65-73, 2006.
2) Chen CJ, et al：Natural history of chronic hepatitis B REVEALed J Gastroenterol Hepatol 26(4)：628-638, 2011.
3) Tateyama M, et al：Alpha-fetoprotein above normal levels as a risk factor for the development of hepatocellular carcinoma in patients infected with hepatitis C virus. J Gastroenterol 46(1)：92-100, 2011.

（八橋　弘）

生化学・血液学・血清学・尿

「ピロリ菌が陽性」と言われたら

Question & Answer

Q 健診時のピロリ菌（ヘリコバクター・ピロリ）検査が陽性の場合は？

A 数年以内の除菌歴がなければ医療機関に紹介して，上部消化管内視鏡検査を依頼する．内視鏡検査でピロリ感染胃炎と診断されれば除菌治療が行われる．再度ピロリ菌検査で陽性を確認する必要はない．

Case

内視鏡検査で早期胃癌が発見された1例

患者 67歳，男性

現病歴 ピロリ検診を受診して，尿中抗体が陽性と判定された．後日，その検査結果を持参して消化器内科を受診した．上部消化管内視鏡検査にてピロリ感染胃炎の所見と，前庭部の後壁に約1cmの発赤病変が指摘され，生検ではGroup 5と診断された．ピロリ除菌が施行された後，同病変に対して内視鏡切除（ESD）が施行され，病理結果では10mmの粘膜内にとどまる高分化型腺癌で完全切除であった．除菌治療は成功であり，今後は定期的な内視鏡検査が予定される．

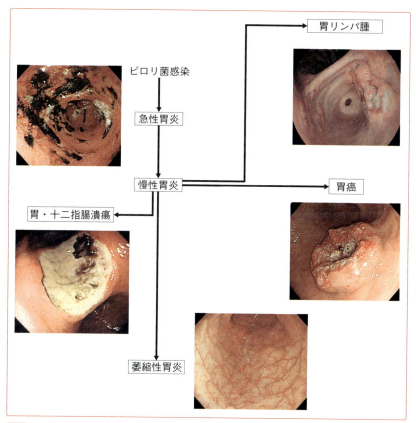

図1 ピロリ菌関連疾患

ピロリ菌感染と関連疾患

　ピロリ菌(ヘリコバクター・ピロリ)は5歳以下で感染が起こるとほぼ生涯にわたって感染が持続する．現在では感染経路は家族内感染が主である．わが国の感染率は約40％で，年々若い世代の感染率は低下している[1]．

　ピロリ菌はヒトの胃粘膜に感染して慢性胃炎を惹起して，萎縮性胃炎，胃・十二指腸潰瘍，胃癌，胃MALTリンパ腫，胃過形成性ポリープなど多くの胃疾患と関連する(図1)．

　慢性胃炎の原因のほとんどがピロリ菌である．ピロリ菌感染によって胃粘膜

固有層における炎症細胞浸潤が惹起され，胃粘膜上皮の破壊と再生が繰り返されて固有胃腺が失われ，萎縮や腸上皮化生に変化する．

胃・十二指腸潰瘍の原因はピロリ菌感染と非ステロイド性抗炎症薬（NSAIDs）が主である．ピロリ菌関連の胃・十二指腸潰瘍では，除菌に成功すると潰瘍再発が抑制され潰瘍の完治が期待できる．

胃癌はピロリ菌が感染した粘膜から発生することがほとんどで，慢性胃炎のないところに胃癌が発生することはまれである[2]．したがって，ピロリ菌感染は胃発癌と最も強く関連する．

ピロリ菌除菌の効果

ピロリ菌除菌の成功によって，例外なく胃粘膜炎症の改善が得られる．除菌直後に多核球浸潤はほぼ消失し，単核球浸潤は4〜5年にわたって改善する．胃粘膜萎縮が除菌により改善されることが明らかになっているが，腸上皮化生についても改善が認められている[3]．

ピロリ菌除菌による胃癌予防効果はメタ解析で証明された[4]．また，胃癌の内視鏡的切除後の経過観察中に，切除部位とは別に異時性癌を認めることがあり，わが国での無作為化試験で内視鏡治療後の異時性癌の発生をピロリ菌除菌が有意に抑制した[5]．2014年には世界保健機関のIARC（国際がん研究機関）がピロリ除菌による胃癌予防策を世界中に推奨した．萎縮性胃炎が出現する若年時に除菌が行われるほど，高い胃癌予防効果が期待できる．

ピロリ除菌後の経過観察では，除菌されても一定の割合で胃癌の発生が認められるので，除菌後も内視鏡検査を定期的に続けることが必要である．すなわち，わが国における胃癌予防には，一次予防のピロリ菌除菌と二次予防の内視鏡による胃癌スクリーニングを組み合わせた"Test, Treat, and Screening"が基本となる[6]．

健診から保険診療への誘導

2013年にヘリコバクター・ピロリ感染胃炎に対してピロリ菌除菌の保険適用拡大がなされた．ヘリコバクター・ピロリ感染胃炎に対するピロリ菌除菌は，

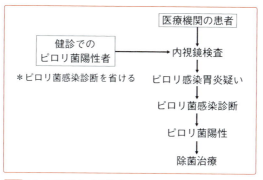

図2 ピロリ除菌までの流れ

①内視鏡検査によりヘリコバクター・ピロリ感染胃炎を確認，②ピロリ菌の感染診断，③ピロリ菌陽性であれば除菌治療の順で行う（図2）．内視鏡検査の先行は胃癌をスクリーニングする意味があり，胃癌の除外が重要となる．

健診のピロリ菌検査で陽性と判定された場合には，ピロリ菌感染胃炎の可能性が高いために，医療機関に上部消化管内視鏡検査を依頼する．医療機関では保険診療として，内視鏡検査でピロリ菌感染胃炎が疑われれば，除菌治療が行われる．医療機関で再度ピロリ菌診断を行う必要はない．除菌治療の目的はヘリコバクター・ピロリ感染胃炎の治療で，除菌に成功すれば感染胃炎は治癒ができることを理解する．胃癌予防はあくまでも胃粘膜の炎症が改善されることで期待できる．胃癌予防効果が低い高齢者であっても，除菌治療で胃炎は改善できる．したがって，年齢に関係なく，ピロリ菌陽性が疑われる場合には，医療機関に誘導する必要がある．

ピロリ菌抗体測定法

ピロリ菌診断法は複数あるが，健診で用いられる診断法は多くが抗体測定法である．ピロリ菌感染により胃粘膜局所に免疫反応が惹起され抗体が産生され，本法はこの抗体を測定することにより，間接的に感染の有無を診断する方法である．抗体測定法の精度は抗原を抽出した菌株に依存するので，国内株を用いた抗体測定キットが感度・特異度も95％以上で日本人には適し

ている．血清と尿を用いた抗体測定法があり，イムノクロマト法に基づく迅速型のキットもある．

　抗体測定法の利点としてPPI（プロトンポンプ阻害薬）などの静菌作用を有する薬剤を内服中であっても測定することが可能である．萎縮性胃炎が高度となると抗体価は低下し始め，ピロリ菌が自然消失によって陰性になることがある．

　抗体測定法では過去の感染も認識することが他の検査方法と異なる．除菌後に抗体価は低下するが，一定期間陽性が持続するので現在の感染状況を必ずしも反映しない．除菌成功後に抗体が陰性化する例は1年後で10～30%と少なく，抗体陰性化には平均2～3年を要する．したがって，抗体測定法での除菌判定では，除菌後6カ月以降の時点で抗体価が前値の50%以下を除菌成功の基準としている．したがって，健診時にはピロリ菌除菌が行われたどうかの問診が重要であり，数年以内に除菌治療を受けた人の場合には，抗体陽性でも除菌が成功している場合がある．

　血清抗体法は，胃癌のリスク健診としてペプシノーゲンとともに測定されるようになった．主にEプレートでEIA法により抗体価が測定されるが，陰性と判断されても抗体価が3 U/m*l* 以上10 U/m*l* 未満のカットオフに近い「陰性高値」例では20%弱の感染者が存在することが明らかになってきた[7]．ピロリ感染診断においては抗体価にも留意して，特に陰性高値者では他の検査で感染の有無を確認すべきである．さらに，最近普及しつつあるラテックス法による測定では結果の再現性を含めた診断精度の評価が不十分であり，測定法には注意を要する．

抗体結果の説明

　抗体測定法には上記のような特徴があるので，それを踏まえたうえで，抗体結果を説明することが重要である．

　当院では抗体陰性者および陽性者に対して以下のように説明している．

■ 抗体陰性の場合
　抗体検査の結果，ピロリ菌に感染していないと判定されました．

注意：この検査は感度，特異度とも高い検査ですが，100％正しい結果が得られるわけではありません．ピロリ菌に対する抗体を測定するため，除菌治療後など過去に感染していて現在感染していない場合も陽性を示す場合があります．逆に，胃内にピロリ菌が感染していても抗体が測定できないこと（偽陰性）も起こりえます．また，70歳以上の高齢者では萎縮性胃炎が強くなり，ピロリ菌が自然に消失したために陰性になることもあり，ピロリ菌が自然消失した場合には，ピロリ菌陰性者と比べて胃癌リスクは高くなります．

　将来，ピロリ菌検査の機会がある時は再検査を受けてください．上腹部に何らかの症状がある場合などは，今回の検査結果を持参したうえで，医療機関を受診してご相談いただくことをお勧めします．特に，50歳以上の胃癌リスクが高くなる年齢の場合には，陰性の結果でも一度は上部消化管内視鏡検査（胃カメラ）を受けることをお勧めします．

■ 抗体陽性の場合

　抗体検査の結果，ピロリ菌に感染している可能性があると判定されました．感染していれば除菌治療をする必要がありますので，<u>消化器内科受診をお勧めします</u>．

【標準的な流れ】

1. 消化器内科受診（検査結果を持参）．
2. 保険診療でピロリ菌の確定診断と除菌治療を行うためには，上部消化管内視鏡検査（胃カメラ）を受けることが必要です．
3. **上部消化管内視鏡検査**：ピロリ菌は5歳頃までに感染して胃粘膜に炎症が起こり，感染が生涯持続するために慢性胃炎が進行して，胃潰瘍・十二指腸潰瘍や胃ポリープ，胃癌などの危険性が高まります．胃粘膜の萎縮の程度で，胃癌のリスク評価もできます．
   経鼻内視鏡や鎮静剤を使って楽に検査を受けることも可能です．安心してご相談下さい．
4. **ピロリ菌検査**：内視鏡時に生検して行う迅速ウレアーゼ試験や尿素呼気試験，便中抗原検査などを追加して，ピロリ菌感染を確認することがあります．
5. **除菌治療**：胃酸を抑える薬剤と抗菌薬2種類を1週間，朝晩飲みます．ペニシリンアレルギーなど抗菌薬や他の薬剤にアレルギーがある場合はあ

らかじめ申し出て下さい．副作用で多い下痢を予防するため整腸剤を一緒に飲んでもらいます．

6. **除菌判定検査**：除菌薬終了後，4～8週間後に尿素呼気試験，便中抗原などで除菌成功を確認します．成功率はおおよそ90%前後です．一次除菌に失敗した場合，二次除菌までは保険診療で可能です．二次除菌成功率は95%程度です．
7. 一次除菌・二次除菌と続けて除菌に成功しなかった場合には，三次除菌は保険適用外となるので，自由診療のピロリ専門外来でご相談下さい．

注意：この尿中迅速抗体検査は感度，特異度とも高い検査ですが，100%正しい結果が得られるわけではありません．ピロリ菌に対する抗体を測定するため，除菌治療後などで過去に感染していて現在感染していない場合にも陽性を示すことがあります．

文献

1) 加藤元嗣，他：Helicobacter pylori 感染の疫学．日内会誌 106(1)：10-15, 2017.
2) Uemura N, e al : Helicobacter pylori infection and the development of gastric cancer. N Engl J Med 345(11)：784-789, 2001.
3) Kodama M, et al : Ten-year prospective follow up of histological changes at 5 points on the gastric mucosa as recommended by the updated Sydney system after Helicobacter pylori eradication. J gastroenterol 47(4)：394-403, 2012.
4) Ford AC, et al : Helicobacter pylori eradication therapy to prevent gastric cancer in healthy asymptomatic infected individuals : systematic review and meta-analysis of randomised controlled trials. BMJ May 20 ; 348 : g3174, 2014.
5) Fukase K, et al : Effect of eradication of Helicobacter pylori on incidence of metachronous gastric carcinoma after endoscopic resection of early gastric cancer : an open-label, randomised controlled trial. Lancet 372 : 392-397, 2008.
6) 日本ヘリコバクター学会ガイドライン作成委員会編集：H. pylori 感染の診断と治療のガイドライン．pp2-3, 先端医学社，2016.
7) 日本ヘリコバクター学会：「血清抗 H. pylori IgG 抗体検査」の陽性・陰性判定に関する日本ヘリコバクター学会からの注意喚起．
http://www.jshr.jp/pdf/info/topics/20150630_igg.pdf

（加藤元嗣・間部克裕）

生化学・血液学・血清学・尿

リウマトイド因子（RF）または抗CCP抗体，抗核抗体が陽性だったら

Question & Answer

Q1 抗CCP抗体は特異度の高い検査とされるが，これが陽性であれば「関節リウマチ」と診断できるか？

A1 関節リウマチの診断は，あくまで複数の関節腫脹と疼痛があることが前提となります．しかし，特異度が高いのは事実ですので，経過をみる必要があります．

Q2 抗核抗体の抗体価には，意味があるのか？

A2 低力価（40倍）の抗核抗体は，健常人でも陽性率が20%程度あるとされています．抗体価が高くなるほど特異度が高くなります．

　リウマトイド因子（rheumatoid factor：RF）や抗CCP抗体（anti-cyclic citrullinated peptide antibody），抗核抗体は，リウマチ・膠原病の診断の一助として用いられる．しかし，これらの検査は，単独では疾患に直接結びつくものではない．一方，血液検査の一般化と健康診断の普及により，無症状あるいは類似の症状のみにもかかわらず，これらの検査結果が陽性であった，ということで病院を受診することも多い．

　本項では，これらの検査の意味するところを概説し，日常診療に役立つよう概説する．

RFまたは抗CCP抗体が陽性だったら

> **Case 1**

手指の多関節痛患者
患者 51歳，女性
既往歴 特になし．
主訴 手指関節痛．
現病歴 4週間前より，右手2・3指の第2関節（PIP関節）が腫れて痛み出した．2週間前より左手第2・4指のPIP関節，第3指の第3関節（MCP関節）も腫れて痛むようになった．近医の検査で「RF陽性」を指摘され，受診した．
身体所見 両手2・3指の第1関節（DIP関節）に腫脹・変形・圧痛を認め，4指DIPには腫脹を認めた．その他の関節には異常はなかった．
検査所見 まず，関節リウマチ（rheumatoid arthritis：RA）と他の膠原病ならびに類縁疾患を鑑別するため，末梢血液検査，生化学検査，一般尿検査に加えて，RF，抗CCP抗体，抗核抗体，CRP（C反応性蛋白）の検査を行った．RFと抗CCP抗体はそれぞれ75と130と高力価陽性，CRPは2.1 mg/dlと高値であった．手のX線検査では，明かな骨変化は認めなかった．
診断 以上より，ACR/EULAR（米国リウマチ学会／欧州リウマチ学会）2010のRA分類基準[1]に照らし，RAと診断した．

　本例は，手指を中心とする持続性かつ多発性の多関節炎があり，RF，抗CCP抗体も高値であり，比較的典型的なRAと考えられた．その後，肺病変や肝炎ウイルス感染既往のないことを確認し，抗リウマチ薬としてメトトレキサートを中心とする治療を開始した．

RF 陽性時の鑑別

RF 陽性で鑑別すべき疾患は，まず RA などの膠原病である．

■■「関節腫脹」の有無が鍵

そのうち RA は代表的疾患であるが，RA の診断でまず重要かつ必須の所見は「関節腫脹」である．特に，手指の第 2 関節である近位手骨間関節（proximal interphalangeal joint：PIP）と第 3 関節である中手指節間関節（metacarpophalangeal joint：MCP），手首，忘れがちなところとして足趾の第 3 関節にあたる中足趾節関節（metatarsophalangeal joint：MTP）の腫脹である．腫脹は関節滑膜の炎症により起こり，圧痛や運動痛，発赤を伴うことが多い．

RA では，中関節（肘，膝，肩）にも滑膜炎が起こるが，小関節の病変が多い．一方，手指の遠位指節間関節（distal interphalangeal joint：DIP）は RA で罹患することは少なく，同部位の疾患としては変形性関節症や乾癬性関節炎であることが多い．

RA の診断には，2010 年の ACR/EULAR の分類基準を用いることが多い（表1）[1]．本基準では，まずは最低限 1 つの関節腫脹の存在が必要である．その後，腫脹関節部位・数，検査所見，持続期間が加味され，総合点数で 6 点以上を抗リウマチ薬の適応としている．検査所見の 1 つに RF が入っている．特徴的なことは，その力価を点数として取り入れていることであり，施設基準の 3 倍未満と以上では点数が異なっている．このことは，比較的力価が低い RF 陽性の場合には，RA と診断するには根拠が低いことを意味しているといえる．

RF の原理と測定

RF は，基本的には変性 IgG の Fc 部分に対する IgM 型の自己抗体を指している．これまで多くの測定系が用いられてきたが，そのうち「RF 定量」は 15 IU/ml を基準として統一化されてきており，健康診断や日常診療で最もよく用いられている．

また，IgG 型の RF や抗ガラクトース欠損 IgG 抗体（CA・RF）もあるが，そ

表1 関節リウマチ（RA）の分類基準（ACR/EULAR2010）

関節異常所見（0〜5）	
1　中-大関節	0
2〜10　中-大関節	1
1〜3　小関節	2
4〜10　小関節	3
>10 関節（小関節 1 つ以上を含む）	5
血清学的検査（0〜3）	
RF・ACPA（抗 CCP 抗体）正常	0
RF または ACPA の少なくとも 1 つが陽性	2
RF または ACPA の少なくとも 1 つが高値陽性	3
関節炎の持続（0〜1）	
<6 週	0
≧6 週	1
関節炎の持続（0〜1）	
CRP・ESR ともに正常	0
CRP または ESR が高値	1

※総スコア 6 以上で Definite RA（RA 確定）とされる．

（文献1より翻訳・改変）

の陽性率は約 30％ と低く，通常用いられることは少ない．一方，健常者では5％ 弱の陽性率であるが，年齢とともに陽性率が高くなることが知られている．

■ 感度・特異度

表2 に，RA ならびにそれ以外の疾患，また健常者での各種 RF 陽性率を示した[2]．RF 定量では感度は 70％ 弱であり，CA・RF は少し高く，IgG-RF は低い．さらに RA 以外の膠原病と慢性炎症性疾患でも，RF 定量は 20％ 台の陽性率を示しており，特異度は 70％ 台と比較的低いといえる．

■ 陽性的中率と過剰診断の可能性

RA の有病率は 0.3〜1.5％ 程度であるから，健診で無症状の対象者では，陽性的中率は 4〜17％，陰性的中率は 99％ 前後となる．したがって，無症状である場合には，RF 定量が陽性であるからといって RA とはいえない．

表2 各種リウマトイド因子(RF)関連検査と感度・特異度

表2A 陽性率(感度)[2]

	RF定量	CA・RF	IgG-RF	抗CCP抗体	MMP-3
関節リウマチ(n=92)	68.5	77.2	23.9	76.1	63.0
発症1.5年未満[*1](n=39)	58.9	71.8	23.1	61.5	58.9
発症1.5年以上[*1](n=53)	75.5	81.1	24.5	86.6	66.0
健常者(n=202)	3.5	6.4	2.0	3.0	5.8
非関節リウマチ[*2](n=105)	22.9	31.4	11.4	7.6	-
慢性炎症性疾患[*3](n=146)	24.0	34.2	1.4	2.1	-

*1 関節リウマチ発症から1.5年未満と1.5年以上の2群に分け、陽性率を比較した．
*2 全身性エリテマトーデス，シェーグレン症候群，全身性強皮症，多発性筋炎・皮膚筋炎，混合性結合組織病
*3 ウイルス性肝炎，悪性腫瘍

表2B 表2Aより求めた特異度

	RF定量	CA・RF	IgG-RF	抗CCP抗体	MMP-3
健常者	96.5	93.6	98.0	97.0	94.2
非関節リウマチ	77.1	68.6	88.6	92.4	-
慢性炎症性疾患	76.0	65.8	98.6	97.9	-

一方，RF定量が陰性であればRAではないといえよう．

RF陽性だった人への対応

　RF陽性のみではRAとはいえないが，「関節症状」があれば対応は変わる．RAの分類基準[1]では，1つ以上の関節腫脹のあることが要件となっている．特に，DIP以外の手指・手首・足趾に関節腫脹が1カ月以上続いている場合には，RAあるいはその初期である可能性があるため，症状増悪時あるいは1カ月程度での経過観察が必要である．

　一方，RFは，RA以外の膠原病の症状あるいは悪性腫瘍，ウイルス性肝炎，慢性気道感染症などの慢性炎症性疾患の有無を確認する必要がある．

また，より特異性の高い抗 CCP 抗体を，確認のため測定することも考慮すべきである．

■「大丈夫」―放置してよい場合

関節腫脹やレイノー現象，眼と口の乾燥症状など膠原病の症状がない，あるいは他の炎症所見がない場合には，放置してよいと考えられる．

■「大変だ!」―すぐ専門医へ

複数の関節腫脹や膠原病の症状がある場合，慢性炎症としての血液所見，X 線写真の異常がある場合には，専門診療科での検索が必要となる．

抗 CCP 抗体陽性時の鑑別

鑑別すべき疾患は，RF の場合と同じく RA である．RF に比較し，抗 CCP 抗体は感度・特異度ともに高い[2] (表2)．しかし，ともに 100% に近い数値ではなく，あくまで RA の診断には臨床症状が重要であることには変わりない．

RF と異なり特異度が高いことは注目すべきであり，他の膠原病や慢性炎症性疾患で上昇することは少ないため，鑑別として RA を念頭におけばよいといえる．一方，RA と診断される平均 2.5 年前には，28% の患者で抗 CCP 抗体が陽性であったという報告がある[3]．したがって，抗 CCP 抗体は特異度が高い検査であることから，無症状であっても 1〜3 年程度経過をみるのがよいと思われる．

抗 CCP 抗体の原理と測定

抗 CCP 抗体の測定は通常の ELISA 法であるが，抗原としてシトルリン化されたフィラグリンの一部の環状構造をもったペプチドが使われている．RA の関節滑膜あるいは血中には，多くのシトルリン化抗原に対する自己抗体が産生されていることがわかり，臨床診断に用いられるようになってきた．

■陽性的中率と過剰診断の可能性

すでに述べた RA の有病率からみると，健診で無症状の対象者では，陽性的中率は 57〜79%，陰性的中率は 99% 以上となる．したがって，RF に比べて陽性的中率は格段と高くなる．しかし，実際の RA の診断には 表1 に示し

た基準を用いて行うことに変わりなく，無症状であれば RA と診断せずに経過観察するのがよい．

抗 CCP 抗体陽性だった人への対応

関節症状としての滑膜炎があるかどうかを詳細に確認する．それらがなければ，経過観察とする．RF と異なり，悪性腫瘍など慢性炎症性疾患を確認する重要度は低い．

■「大丈夫」―放置してよい場合
関節症状がなくても，原則として 1〜3 年は経過観察することがよいと思われる．他の膠原病を積極的に鑑別することは，必ずしも必要でない．

■「大変だ!」―すぐ専門医へ
複数の関節腫脹のある場合には，積極的に RA の鑑別診断を行うか，専門診療科での確認が必要となる．

抗核抗体が陽性だったら

> **Case 2**
>
> **抗核抗体陽性と非特異的症状の症例**
> **患者** 28 歳，女性
> **既往歴** 特になし．
> **主訴** 倦怠感．
> **現病歴** 半年前から倦怠感を自覚していた．体重減少はなかったが，両手首と両膝が数日痛むことがあった．
> **身体所見** 関節の腫脹・圧痛・運動痛はなし．紅斑なし．その他，身体的な異常はなかった．
> **検査所見** 全身症状の鑑別として，末梢血液検査，生化学検査，一般尿検査に加えて，抗核抗体検査を行った．そのなかで，抗核抗体は 40 倍と陽性であった．その後の追加検査では，抗 2 本鎖 DNA 抗体，抗 RNP 抗体，抗 SS-A 抗体は陰性であった．

> **診断** 本例では，抗核抗体陽性であったが，その抗体価は低く，他の症状と検査異常がないことから，全身性エリテマトーデスなどの膠原病は否定的であった．

抗核抗体の測定

　抗核抗体検査には，古典的である蛍光抗体法と，比較的新しい ELISA 法がある．

　蛍光抗体法では，細胞に被験血清をのせ，その後に蛍光一次抗体による核の蛍光を顕微鏡で判定する．この方法の利点としては，蛍光パターンがわかることである．

　ELISA 法は比較的簡便であり，近年よく用いられるようになってきたが，抗原として一部の対応抗原しか含まれていない点で感度が低くなる傾向にある．

■ 感度・特異度（表3, 4）

　感度は，全身性エリテマトーデスで高く，疾患により異なる．また，RA でも約 4 割は陽性となる[4]．

　一方，特異度を検討する場合には，抗核抗体（蛍光抗体法）の倍率により異なる．カットオフラインである 40 倍陽性をとると，約 3 割の健常人が陽性となる．160 倍以上では，5% 以下の陽性率である[5]．

■ 陽性的中率と過剰診断の可能性

　全身性エリテマトーデスなどの膠原病の有病率は低く，人口 10 万人あたり数人以下である．したがって，陽性的中率そのものは低く，抗核抗体陽性の

表3 抗核抗体の感度[4]

・全身性エリテマトーデス	97%
・全身性硬化症	83%
・多発性筋炎・皮膚筋炎	55%
・シェーグレン症候群	76%
・関節リウマチ	41%

表4 健常者における抗核抗体陽性率[5]

・40 倍陽性	31.7%（68.3%）
・80 倍陽性	13.3%（86.7%）
・160 倍陽性	5.0%（95.0%）
・320 倍陽性	3.3%（97.7%）

カッコ内は特異度

みで膠原病とは全く言えず，自覚症状や他の検査所見が重要となる．

抗核抗体陽性だった人への対応

　抗核抗体陽性であれば，膠原病のうち「全身性エリテマトーデス」「全身性硬化症」「多発性筋炎・皮膚筋炎」「シェーグレン症候群」を疑い，それぞれの自覚症状ならびに検査異常の検索を行う．

　160倍以上の陽性であれば，疑う疾患と確認のため，以下のように特異度の高い特異的自己抗体を測定する．

- 全身性エリテマトーデス：
  抗2本鎖DNA抗体，抗Sm抗体
- 全身性硬化症：抗Scl-70抗体
- 皮膚筋炎：抗Jo-1抗体
- シェーグレン症候群：
  抗SS-A抗体，抗SS-B抗体

　米軍で保存しておいた血清の分析では，全身性エリテマトーデスでは発症の平均3.5年前から陽性であったという報告[6]がある．この点を踏まえると，自覚症状がなくとも数年は経過観察をすることが適当であると言える．

　また，一部の薬剤では抗核抗体が陽性となることも知られている．降圧薬（ヒドララジン），抗不整脈薬（プロカインアミド），抗結核薬（イソニアジド），抗精神病薬（クロルプロマジン），抗リウマチ薬（D-ペニシラミン）が知られているが，抗ヒストン抗体か抗1本鎖DNA抗体であり均質型を呈する．これらの患者では，他の臨床症状がなければ経過観察でよいと考えられる．

■「大丈夫」─放置してよい場合

　抗核抗体が80倍以下であり，関節腫脹やレイノー現象，眼と口の乾燥症状，皮膚効果，筋力低下とクレアチンキナーゼ（CK）上昇など膠原病の症状がない場合には，放置してよいと考えられる．160倍以上であれば，保険診療で許容される範囲の特異自己抗体を確認しておくことがよいであろう．

■「大変だ!」─すぐ専門医へ

　膠原病を疑う症状がある場合，あるいは160倍以上の抗体価であれば，一度専門診療科にコンサルトすることが勧められる．

RFならびに抗CCP抗体，また抗核抗体は，RAをはじめとする膠原病関連疾患に関する臨床検査である．血液検査が比較的簡便に行われるようになったことから，これらの検査が陽性であったが診断がつかない症例もみられるようになった．

　これらの検査結果を有効に判断するためには，RAならびに膠原病疾患の臨床症状と他の検査異常をよく理解する必要がある．膠原病は一般的には馴染みのない疾患であるが，代表的所見を把握しておくことが重要であると考えられる．

文献

1) Aletaha D, et al：2010 rheumatoid arthritis classification criteria；an American College of Rheumatology/European League Against Rheumatism collaborative initiative. Arthritis Rheum 62(9)：2569-2581, 2010.
2) 熊谷俊一：血液の臨床検査．日本リウマチ学会(編)：リウマチ病学テキスト, pp14-19, 診断と治療社, 2010.
3) Rantapää-Dahlqvist S, et al：Antibodies against cyclic citrullinated peptide and IgA rheumatoid factor predict the development of rheumatoid arthritis. Arthritis Rheum 48(10)：2741-2749, 2003.
4) 窪田哲郎, 他：抗核抗体, LE細胞．Medical Practice編集委員会(編)：臨床検査ガイド 2013〜2014, pp663-664, 文光堂, 2013.
5) Tan EM, et al：Range of antinuclear antibodies in "healthy" individuals. Arthritis Rheum 40(9)：1601-1611, 1997.
6) Roman MJ, et al：Prevalence and correlates of accelerated atherosclerosis in systemic lupus erythematosus. N Engl J Med 349(25)：2399-2406, 2003.

〈大島久二・牛窪真理・東田美沙子・武井江梨子・泉　啓介・秋谷久美子〉

生化学・血液学・血清学・尿

「血清ペプシノゲン検査が異常」と言われたら

Question & Answer

Q 人間ドックの血清ペプシノゲン（PG）検査で「陰性」との判定．留意することは？

A 現在，一般的に使われている判定基準（PG I 値≦70 ng/ml 以下かつ PG I/II 比≦3.0 を PG 陽性と判定）はハイリスクを絞り込むことを主眼に設定されている．PG 陰性と判定された集団は PG 陽性と判定された集団に比して明らかに低リスクであるが，PG 陰性群全体の発癌率は，40 歳以上の検診世代において「胃癌検診不要」と言えるほど低値ではない（胃癌発生年率 0.07％）．それは PG 陰性の判定基準では，PG I 低値，あるいは PG I/II 低値の明らかにハイリスクと判断しなければいけない集団が PG 陰性群に振り分けられてしまうためである．また，PG 陰性胃癌は胃癌症例全体の 20〜40％を占めると報告され，悪性度の高い未分化癌の発生も目立つことから，最低でも胃癌検診を受診することが必要と考えられる．

Case

健康診断で血清 PG 陽性の 56 歳，男性

患者 56 歳，男性　　**自覚症状** なし．

> **家族歴** 母親が72歳時に胃癌で死亡．
> **現病歴** 最近，高血圧傾向を指摘されている他，著患を認めず．服薬および除菌歴なし．
> 5年前，勤め先の健康診断で，血清ペプシノゲン陽性（PG I 5 ng/ml, PG II 7 ng/ml, PG I/II 比 0.7）を指摘されて以来，紹介先の診療所で毎年胃内視鏡検査を受けているが，特に異常を指摘されずに経過している．今年も胃内視鏡検査を受けるように通知が来たが，つらい検査を毎年受ける必要があるのかと意見を求めている．
> 血清 PG 値は，胃癌の存在を示す腫瘍マーカーではない．胃癌リスクの指標である．判定基準では，強陽性（PG I 値≦30 ng/ml かつ PG I/II 比≦2.0）に該当し，「高度萎縮性胃炎」の存在が示唆される．胃癌発生年率約0.4%の"胃癌ハイリスク"に相当することを説明，胃内視鏡による精密検査を毎年受けることが望ましいとご理解いただいた．

　ペプシノゲン（pepsinogen；PG）は，胃から分泌される強力な消化酵素ペプシンの前駆体で，機序不明ながら血中に微量出現する．ヒトの PG には2つのアイソザイム（PG I, PG II）が存在し，PG I は胃底腺領域で産生され，PG II はこれに加えて噴門腺および幽門腺領域，十二指腸 Brunner 腺細胞でも産生される．

血清ペプシノゲン値の意義と課題

　血清 PG 値の生理学的意義は，歴史的には胃酸分泌機能との関連で検討されてきた．その結果，主成分である PG I 値は「胃酸分泌機能」の優れた指標となることが示されており，特に高 PG I 血症は「消化性潰瘍」，なかでも「十二指腸潰瘍」のリスクファクターに位置付けられている．

■「萎縮性胃炎」のマーカーとしての血清 PG 値

　一方，病理組織学的な観点から胃酸分泌能をみた場合，腸上皮化生を含めた胃粘膜の「萎縮性変化」に規定される機能であるといえる．筆者ら[1]は，コンゴーレッドを用いた色素内視鏡による検討結果から，「萎縮性胃炎」の進展

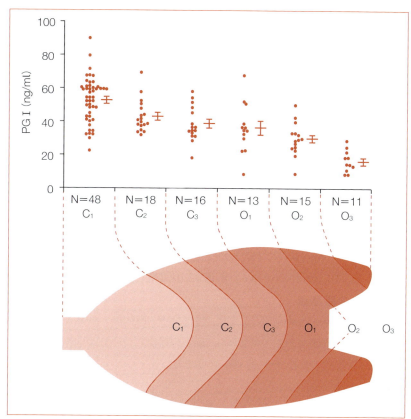

図1 血清ペプシノゲンⅠ値と慢性萎縮性胃炎の進展[2]

度と血清 PG Ⅰおよび PG Ⅰ/Ⅱ 比の低下との間に正の相関関係があることを明らかにした（**図1**）[2]．すなわち，血清 PG 値は，簡便かつ被検者の負担が軽い状態で萎縮性胃炎に関する指標を提供する画期的な検査といえる．一方，多くの検討結果は，慢性胃炎持続の結果生じる萎縮性胃炎が胃癌発生のハイリスク，前癌状態であることを示している．すなわち，血清 PG は，腫瘍マーカーではないが，萎縮性胃炎の指標として「胃癌リスク」を示す得がたいマーカーということになる．この特徴に注目し，検診や人間ドックの受診者を対象に，血清 PG 検査により萎縮性胃炎の進展した個人をハイリスクとして抽出し，内視鏡による精密検査を行う「胃癌検診」が試験的に行われている[1]．

Caseで示した症例は，そのような胃癌検診受診例である．

■ 判定基準

　以上のように，血清PG I 値およびPG I/II 比の低下は，おおむね「萎縮性胃炎」の進展を反映する指標として理解されてきた．その結果，進展した萎縮性胃炎の判定基準は，次の値を基準値として胃癌検診などに使われてきた経緯がある．

▼進展した萎縮性胃炎の判定基準
① PG I 値≦70 ng/ml かつ PG I/II 比≦3.0

　この条件を満たす場合を「陽性」と判定する．さらに，より高度な萎縮性胃炎の同定を目的とした判定基準として次の2つを加え，計3種類のカットオフ値が使われる趨勢にある[1]．

② PG I 値≦50 ng/ml かつ PG I/II 比≦3.0（中等度陽性）
③ PG I 値≦30 ng/ml かつ PG I/II 比≦2.0（強陽性）

■ 判定上の留意点

　血清PG値判定上の前提としては，基礎疾患，既往歴，服薬などに関する十分な問診が必須である．すなわち，以下の症例については，血清PGによる評価の対象外であることに留意が必要である．

● 胃切除術後
● 腎不全
● プロトンポンプ阻害薬などの強力な胃酸分泌抑制作用を有する薬剤や胃粘膜を傷害するNSAIDs，副腎皮質ステロイドなどの内服例

　また，ヘリコバクター・ピロリ（ピロリ菌）感染例では，除菌後PG値が低下するが，PG II の低下が顕著であるため PG I/II 比が増加，その結果として PG I/II 比＞3.0となり，PG I 低値を示す高度萎縮性胃炎症例でも「PG陰性」と判定されることがある．そのため「ピロリ菌除菌例」に対して，基準値をはじめとする前述の判定基準を使用することが適切でないことを十分認識する必要がある．

　Caseで提示した症例は，上記除外基準のいずれにも該当せず PG I および PG I/II 比がともに低く，判定基準から「強陽性」と判断される．

■ 血清PGによる「胃癌検診」の課題

　血清PGによる胃癌検診の精度は，基準値をカットオフ値とした場合，陽

性率平均 30％，感度 80％，特異度 70％，胃癌発見率 0.44％，陽性反応的中率 1.5％ と報告されており，バリウム胃 X 線検査に比して遜色ない数値である．

　一方，「PG 陰性癌」が 20〜40％ 存在すると報告されており，進行癌を含めた胃癌見逃し率が高いことは再三にわたって指摘されているところであり，注意が必要である．筆者らも職域コホートにおける 10 年間の追跡研究[3]により，前述の各判定基準を用いた場合の検診精度を検討したが，最もバランスがとれ感度良好の基準値でも，感度 58.7％，特異度 73.4％，陽性反応的中率 2.6％ であり，発生胃癌の 40％ 以上が見逃される結果であった．すなわち，高頻度に存在する PG 陰性胃癌に対する対策なしに，血清 PG 単独で胃癌検診を行うことは適切ではないと考えられる．また，検診に使用するうえでは特異度が 70％ 台と低いこと（すなわち，偽陽性が 30％ に及ぶということ）も広く認識されている．

血清ペプシノゲン値の適切な使用方法

　このように，単独で胃癌検診に使用するうえでは課題の多い血清 PG であるが，"胃癌リスクマーカー" として適切に使用する場合には，きわめて有益な情報が得られる．

■「胃癌リスク」の評価

　すなわち，筆者らによる前述の長期観察研究によれば，血清 PG により同定される集団の胃癌発生率（年率）は，以下のとおりである（図2）[3]．
- 基準値陰性群：0.07％
- 陽性群　　　：0.28％
- 中等度陽性群：0.32％
- 強陽性群　　：0.42％

　以上の結果は，萎縮性胃炎の進展に伴い，胃癌発生率が段階的かつ有意に上昇すること，そして PG 陽性群は胃癌発生年率 0.28％（10 年間で 36 人に 1 人が発症）の確実な "胃癌ハイリスク" であり，厳重な管理下に置いて精度の高い内視鏡での精検が望ましいことを示すものである．Case で示した症例は「強陽性群」であり，10 年間 24 人に 1 人が癌を発症するハイリスクで

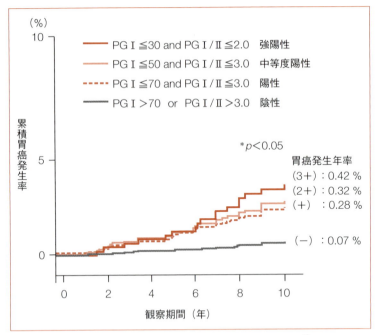

図2 血清ペプシノゲン（PG）各判定基準による胃癌発生リスク[3]

あるため，毎年の内視鏡検査によるフォローアップが当然必要となる．

■「PG陰性」でも胃癌検診は必要

ここで注意しなければいけないことは，PG陰性群からの胃癌発生率は年率0.07%と陽性群に比べると確かに低いが，「胃癌検診不要」と言えるほど低くはない．加えて，PG陰性群は，陽性群に比して「未分化癌」「進行癌」が目立つという報告が多いことに注意する必要がある．この点について，筆者らはPG陰性群のなかに未分化癌のハイリスクが存在すること報告し[3〜5]，前述の判定基準には問題があることを指摘した[5]．詳細はそれらを参照いただきたいが，基準値などの判定基準に従って判定されたPG陰性群に関しては問題が多く，一律に低リスクと判断することは大変危険である．最低でもバリウム胃X線検査による検診が必要な集団であると認識すべきである．

■胃癌リスク評価の現状と課題

胃癌発生の主要な原因はピロリ菌感染胃炎であり，その病期進行とともに

胃癌リスクが上昇することが明らかになった結果，血清 PG による萎縮性胃炎の診断と血清特異抗体によるピロリ菌感染診断を組み合わせることにより，ピロリ菌感染胃炎の病期を診断し，各個人の胃癌リスクを評価するリスク診断が検討されている[6, 7]．

　この血液検査による胃癌リスク診断を胃癌検診に応用しようとするものが，いわゆる"ABC 検診"[*1] に代表される「胃癌リスク検診」である．このところ ABC 検診導入の動きが活発化しているが，現状ではあくまで理論的段階にとどまるものであり，特に PG による萎縮性胃炎の判定基準に問題があることは前述の通りであるが，この問題が未解決のまま ABC 検診に持ち越され，低リスク群の評価に問題を生じている[5]．このため，日本消化器がん検診学会では本検診の受診者を中心に一般の方々に対する注意を喚起する目的で，「血液による胃がんリスク評価（いわゆる「ABC 分類」）を受けられた方へのご注意」と題する声明文をホームページに掲載している（http://www.jsgcs.or.jp/citizens/citizens_news/stomach_cancer.html）．加えて，ABC 検診では血清ピロリ菌抗体による感染診断にも問題があることが判明しているが，この点についても，日本ヘリコバクター学会がホームページ上で注意喚起を行っている（http://www.jshr.jp/pdf/info/topics/20150630_igg.pdf）．

　このようにリスク評価の基本部分に大きな課題を抱えているため，これらに

GM ノート

＊1　ABC 検診
　2 つの血液検査（ピロリ菌抗体と PG）を組み合わせることで，ピロリ菌感染胃炎の以下の 4 病期を診断することができ，A 群から D 群への推移はピロリ菌感染胃炎のステージ進行を示している．
A；ピロリ菌（−）& PG（−）：ピロリ菌非感染健常者
B；ピロリ菌（＋）& PG（−）：ピロリ菌感染・軽度萎縮性胃炎
C；ピロリ菌（＋）& PG（＋）：ピロリ菌感染・高度萎縮性胃炎
D；ピロリ菌（−）& PG（＋）：ピロリ菌が自然除菌された化生性胃炎
筆者らの 16 年間の長期観察研究[7]の結果，検診世代各群の胃癌発生年率は，A；0.02％，B；0.14％，C；0.30％，D；1.10％ である．これらのデータをもとに，胃癌検診対象者をリスクごとに管理して検診効率を図ろうとするものが，いわゆる"ABC 検診"である．

対する十分な対策なしに実際の検診に導入することは勧められない．また試験的に導入する際も，受診者保護の観点から，本法が試験的段階にある現状や想定される不利益などについての十分なインフォームド・コンセントが必要である．

文献

1) 一瀬雅夫，他：ペプシノゲンによる胃癌検診．内科 85(2)：311-316, 2000．＜ペプシノゲンによる胃癌検診の基本事項をまとめた総説＞
2) Miki K, et al：Serum pepsinogens as a screening test of extensive chronic gastritis. Gastroenterol Jpn 22(2)：133-141, 1987．＜血清ペプシノゲン値が萎縮性胃炎の進展度を反映する臨床的に有用な指標となることを明確に示した論文＞
3) Yanaoka K, et al：Cancer high-risk subjects identified by serum pepsinogen tests—outcomes after 10-year follow-up in asymptomatic middle-aged males. Cancer Epidemiol Biomarkers Prev 17(4)：838-845, 2008．＜血清ペプシノゲンによる判定で分類した各集団の胃癌発生に関する10年間の長期経過を検討した現時点で唯一の論文＞
4) Watanabe M, et al：Development of gastric cancer in non-atrophic stomach with highly active inflammation identified by serum levels of pepsinogen and Helicobacter pylori antibody together with endoscopic rugal hyperplastic gastritis. Int J Cancer 131(11)：2632-2642, 2012．＜血清ペプシノゲン陰性で同定される軽度萎縮性胃炎群に未分化癌のハイリスクが存在することを示した論文＞
5) 前北隆雄，他：血清ペプシノゲンによる萎縮性胃炎診断の問題点．一瀬雅夫（編）：胃癌リスクファクターとリスク診断．pp121-127, 日本メディカルセンター，2014．＜血清ペプシノゲンによる萎縮性胃炎診断の問題点を解説した総説＞
6) Ohata H, et al：Progression of chronic atrophic gastritis associated with Helicobacter pylori infection increases risk of gastric cancer. Int J Cancer 109(1)：138-143, 2004．＜"ABC検診"などリスク検診の基本理論の基礎となる報告＞
7) Yoshida T, et al：Cancer development based on chronic active gastritis and resulting gastric atrophy as assessed by serum levels of pepsinogen and Helicobacter pylori antibody titer. Int J Cancer 134(6)：1445-1457, 2014．＜"ABC分類"した集団を16年間長期観察した結果を踏まえ，胃癌ハイリスク群を実態を明らかにした論文．萎縮性胃炎に加え活動性胃炎がハイリスクであることを明確にした報告＞

（一瀬雅夫）

生化学・血液学・血清学・尿

NT-proBNPが異常値だったら

Question & Answer

Q 心不全診断において，NT-proBNPをどのように用いるか？

A 年齢や腎機能など，さまざまな要素による個体差が大きく，カットオフ値の決定は困難であるため，実臨床の現場では「身体所見」や他の「検査所見」と組み合わせて，あくまで心不全診断の一手段として用いる．

Case

腎血管性高血圧症による急性心不全の1例

患者 87歳，女性　　**既往歴** 高血圧

現病歴 夜間入眠中に突然の呼吸困難を訴え，当院へ救急搬送となった．起座呼吸を呈し，血圧242/140 mmHg，心拍数120回/分，呼吸数32回/分，SpO$_2$ 88%（酸素10 l/分投与下・リザーバーマスク）であった．酸素投与下の血液動脈ガス分析では呼吸性アシデミアを認め，採血検査では心筋逸脱酵素の上昇は認めなかったものの，BNP 1,024.5 pg/ml，NT-proBNP 13,674 pg/mlと著明な上昇を認めた．胸部X線ではbutterfly shadowを認めたが，心電図でも心エコーでも虚血性変化は認めなかった．

経過 クリニカルシナリオ1[1]の急性心不全と診断し，血管拡張薬を用

いて降圧を開始，さらに非侵襲的陽圧換気（NIPPV）を用いて呼吸状態を改善させた．各種精査の結果から右腎動脈狭窄を認め，カテーテル治療を行って血圧は安定化した．BNP 58.7 pg/ml, NT-proBNP 784 pg/ml まで改善し，独歩退院となった．

脳性ナトリウム利尿ペプチド（B-type natriuretic peptide：BNP）は，1988年にブタの脳から分離され，その後，主として「心臓」から分泌されることが判明した．BNP は通常 70% が心室由来で，残りは心房由来とされる．心房では，顆粒として貯蔵されており，心室に圧負荷がかかると pre-proBNP$_{1-134}$ の合成が開始される．pre-proBNP$_{1-134}$ は，切断されて proBNP$_{1-108}$ となったあとに，血中に流出する際 BNP$_{1-32}$ と N terminal(NT)-proBNP$_{1-76}$ とに分かれるが，血中には proBNP$_{1-108}$ 自体も存在する．NT-proBNP 測定系は，NT-proBNP$_{1-76}$ と proBNP$_{1-108}$ を測定しているとされている．

体内での生物学的半減期は，BNP 約 20 分，NT-proBNP 約 120 分であるが，採血後の EDTA 添加試験管内においては，室温保存でも NT-proBNP は 72 時間安定である．また，NT-proBNP は，BNP とは異なり血清で測定可能なため，余分な採血管を必要としない．生理活性がないために安定しており，検診などの多人数を測定する場合にも有用なため，近年では心疾患リスク評価のための臨床検査の 1 つとして広く活用されている．

感度・特異度，陽性・陰性的中率

■急性心不全

BNP, NT-proBNP の研究のなかで最も確立した領域は，救急現場における「急性心不全」の診断についてであり，全米臨床生化学アカデミー（National Academy of Clinical Biochemistry：NACB）の『医学検査診療ガイドライン（Laboratory Medicine Practice Guideline：LMPGs）』[2] でもクラス 1・エビデンスレベル A の扱いとなっている．

ProBNP Investigation of Dyspnea in the ED（PRIDE）試験[3] における

599例の検討では，NT-proBNP の急性心不全の診断における AUC は 0.94 であり，臨床指標よりもより正確な急性心不全の診断が可能であったと報告された．また，NT-proBNP の急性心不全の診断における rule in 値としては，50歳未満のカットオフ値を 450 pg/ml，50歳以上のカットオフ値を 900 pg/ml とすると，感度・特異度はそれぞれ50歳未満で93％・95％，50歳以上で91％・80％とも報告されている．陽性的中率（positive predictive value）は76％と低かったが，陰性的中率（negative predictive value）は94％と高かった．一方で，rule out 値として 300 pg/ml をカットオフ値とした場合，急性心不全の陰性的中率は99％であった．

NT-proBNP の急性心不全の診断における rule in 値については International Collaborative of NT-proBNP（ICON）試験[4]にてさらに詳しく検討され，カットオフ値を50歳以下では 450 pg/ml に，50～75歳では 900 pg/ml に，75歳以上では 1,800 pg/ml と設定することにより，陽性的中率を88％まで引き上げることが可能であると示された．

しかし，救急現場の実臨床においては経過や臨床所見，他の検査所見などと総合的に判断・診断する必要があり，NT-proBNP の値ひとつをもってして心不全の診断を下すことはできない．

■慢性心不全

外来や健診レベルでの NT-proBNP を用いた「慢性心不全」の検出・診断に関しての報告を紹介する．

収縮能低下をきたした心不全（heart failure with reduced ejection fraction：HFrEF）に関する McDonagh ら[5]の報告では，エコーガイド下に示された EF≦30％ の症例において BNP 17.9 pg/ml をカットオフ値と設定した場合，感度77％・特異度87％であった．Dallas Heart Study[6]では，心臓 MRI において EF≦55％ の HFrEF の症例において，50歳以上の症例では BNP より NT-proBNP のほうが有用であったと報告されている．

一方，拡張障害メインで収縮能が保たれた心不全（heart failure with preserved ejection fraction：HFpEF）においては，Carsten ら[7]の報告によると，NT-proBNP が 90～110 pg/ml では陰性的中率は94％であったとされている．304 pg/ml までカットオフ値を上昇させると，陰性的中率は85％まで低下するものの，陽性的中率は100％であった．

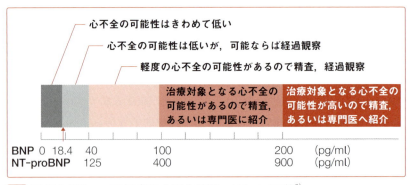

図1 BNPとNT-proBNP値の心不全診断へのカットオフ値[8]

　全米臨床生化学アカデミーの『医学検査診療ガイドライン』[2]では，慢性心不全の診断におけるBNPおよびNT-proBNP測定の有用性はクラス2a・エビデンスレベルCとなっており，慢性心不全の診断ではなく「除外」に用いると表現されている．

　慢性心不全では，患者の基礎疾患や状態によってBNPやNT-proBNP値が大きく異なるため，診断におけるコンセンサスの得られる単一のカットオフ値を決定することは困難であり，ガイドライン上でも臨床所見と複合的に判断するよう明記されている．患者1人ひとりの安定時の測定値を把握することも重要である．

NT-ProBNP が高値だったら

　これまで，心不全における診断・予後に関するBNPやNT-proBNPのカットオフ値のさまざまな報告がなされており，そのカットオフ値の整合性をとるべく，日本心不全学会より「BNPに関する学会ステートメント」[8]が発表されており（図1），その基準は以下のとおりである．

　BNPが18.4 pg/ml以下だと「心不全の可能性はきわめて低い」，18.4〜40 pg/mlでは「心不全の可能性は低いが，可能ならば経過観察」，40〜100 pg/ml（NT-proBNPであれば125〜400 pg/ml）は「軽度の心不全の可能性があるので精査，経過観察」，100〜200 pg/ml（NT-proBNPであれ

ば400〜900 pg/m*l*）では「治療対象となる心不全の可能性があるので精査，あるいは専門医に紹介」，200 pg/m*l* を超える場合（NT-proBNPであれば900 pg/m*l* を超える場合）は「治療対象となる心不全の可能性が高いので，精査あるいは専門医へ紹介」ということで注意を促している．NT-proBNPに関しては，「特に推算糸球体濾過量（eGFR）が30 m*l*/分/1.73 m^{2}未満の症例では，NT-proBNP値が想定以上に高くなるので心不全の診断に用いる際は慎重な判断を要する」と補足されている．

■ NT-proBNP値の意義

BNPやNT-proBNPは，基本的には心筋への壁応力を反映するが，さまざまな因子により修飾を受ける．肥満は値を低下させるとされており，一方で加齢や腎機能悪化，心房細動，女性であることは上昇に関係する[9]．

なかでも「腎機能」が与える影響について，従来NT-proBNPは腎クリアランスなので腎機能の影響を受けるが，BNPのクリアランスはC受容体と中性エンドペプチダーゼの分解によるので腎機能の影響は弱いとされてきた．しかし，BNP値を説明する因子として，心機能と腎機能を同時に解析した検討では，BNP値は心臓への負荷と同様，腎機能の影響も受けており，NT-proBNPよりは腎機能の影響は少ないものの，腎機能低下症例では少なからず腎機能に影響を受けることが判明した[9, 10]．

なお，拡張障害を主座とし，心筋に伸展刺激の加わらない収縮性心膜炎や，左心室よりも左心房により圧伸展刺激の加わる僧帽弁狭窄症に関しては，BNPおよびNT-proBNPの上昇は軽微であることが多く，その値は心不全の臨床症状を反映するものではない．一方で，肥大型心筋症やアミロイドーシス，大動脈弁狭窄症の場合，心不全のうっ血の程度が軽度であったとしても，高度の左室心筋壁肥厚を伴うためBNPおよびNT-proBNPは高値となる．

以上の修飾因子はそれぞれの疾患の診断・予後推定においてカットオフ値に影響することが予想されるが，すべての病態のカットオフ値について年齢や性別，腎機能，心房細動の有無などをもとに値を設定することは現実的ではない．

■ 健診でNT-proBNPが高値だったら

一般市民において，BNPやNT-proBNPが死亡率や心血管イベントなど

の予後予測のスクリーニングツールとして用いることができるか，あるいは左室収縮障害（LVSD：left ventricular systolic dysfunction）や左室肥大（LVH：left ventricular hypertrophy）といった心エコー検査における異常所見のサロゲートマーカーとなり得るか，これまでさまざまな研究がなされてきた．NT-proBNPは左室駆出率（LVEF）や心係数（CI）とは負の相関を示し，左室拡張末期圧（LVEDP）や肺動脈楔入圧（PCWP）とは正の相関を示すことが知られている．前項でも述べたが，その値は年齢や性別，腎機能などさまざまな背景により左右される．その他，ARICコホート研究[11]ではNT-proBNPの上昇が高血圧や腹部大動脈瘤との関与も示されているし，近年では心筋梗塞や脳卒中との関与を示す研究もある．Dallas Heart Study[12]では冠疾患を示唆する冠動脈石灰化スコアとの関連も示されており，NT-proBNPはさまざまな心血管要素と関連する．米国Framingham研究では，スクリーニング検査としてのBNP測定は，LVSDやLVHの検出には不十分であるとされたが，検診での測定に有用であるとする報告も散見され，またNT-proBNPにおいてもLVSDやLVHと関連する[13]とされており，MRI検査における左室容量とも相関するとの報告[14]もある．

KORA-S3 study[15]では，25～74歳の一般市民1,223人を，平均12.9年追跡した結果が報告されている．対象者のうち52人が心血管イベントにより死亡しており，死亡群のNT-proBNPの平均値は140.8 pg/m*l*であり，生存群の51.3 pg/m*l*に比して有意に高値であった．また，カットオフ値を114.2 pg/m*l*に設定すると，感度60％，特異度82％であったと報告されている．本研究ではベースラインでの経胸壁心エコー検査も施行されており，そのうち左室肥大を認める症例は3.5％の43人，左室収縮力低下を認める症例は10.1％の124人であった．LVHを認める症例を除いたとしても，NT-proBNPは死亡率と有意に関与していた（HR=1.48）．

わが国の報告について述べる．久山町研究[16]ではNT-proBNPが高値であるほど将来の心血管イベントのリスクが高まることが示されている．NT-proBNPが55 pg/m*l*未満の群に比して，55～124 pg/m*l*, 125～399 pg/m*l*, 400 pg/m*l*以上の群では，それぞれ心血管イベントの補正ハザード比が1.9, 3.0, 4.5であったとも報告されている．同様に，心不全のない患者であってもNT-proBNPが高値であることは将来の心血管イベントの予測因子

であるとされている[13, 17]．

人間ドックにおけるNT-proBNPの実際の導入・検討に関しては，岩崎らが，2011年8月から2012年10月までの599人について，患者背景や検査結果とNT-proBNPの相関を報告している[18]．心疾患疑いとされるNT-proBNP≧125 pg/mlを示したのは，男性8.8%，女性9.7%であった．血清クレアチニンとは正の相関を示したが，アルブミン値やヘモグロビン値，LDLコレステロール値に対しては有意な負の相関を示したとされている．心電図所見に関しては，左室肥大，完全右脚ブロック，上室性および心室性期外収縮，ST低下，T波異常，心房細動の有無に関して検討がなされている．その結果，心房細動に関してはやはり有意な高値を示したものの，その他の所見に関しては，所見ありが所見なしに比してNT-proBNPの高値を示したものの有意ではなかった．同様に心胸郭比とNT-proBNPの関係性に関しては，正の相関を示したものの有意ではなかったと報告されている．

このように，検診におけるNT-proBNP測定は感度・特異度ともに高いとは言えずいまだ確立されてはいないが，心疾患rule outの一手段としては有用かもしれない．NT-proBNPが高値である患者が来院した場合，仮に自覚症状がなく血液検査や画像検査など他の検査結果から心不全が否定されたとしても，将来の心血管イベントのリスクを考え，高血圧や脂質異常症，糖尿病や喫煙，家族歴の有無などを把握し，介入する必要があるといえる．

心不全領域におけるNT-proBNPの現状を述べた．心機能の評価法としては心電図や心エコー，心筋シンチグラフィー，カテーテル検査などさまざま挙げられるが，NT-proBNP測定は一般の臨床検査の1つとして，採血によるより簡便で非侵襲的な評価法であり，心不全診断の一手段として多くの先生方に積極的に活用いただきたい．

文献

1) 日本循環器学会，他2010年度合同研究班：急性心不全治療ガイドライン（2011年改訂版），pp15，2013更新．
 http://www.j-circ.or.jp/guideline/pdf/JCS2011_izumi_h.pdf(2015年7月13日現在)
2) Tang WH, et al：National Academy of Clinical Biochemistry Laboratory Medicine Practice Guidelines；Clinical utilization of cardiac biomarker testing

in heart failure. Circulation 116 : e99-e109, 2007.
3) Januzzi JL Jr, et al：The N-terminal Pro-BNP investigation of dyspnea in the emergency department(PRIDE) study. Am J Cardiol 95(8) : 948-954, 2005.
4) Januzzi JL, et al：NT-proBNP testing for diagnosis and short-term prognosis in acute destabilized heart failure；an international pooled analysis of 1256 patients；the International Collaborative of NT-proBNP Study. Eur Heart J 27 (3) : 330-337, 2006.
5) McDonagh TA, et al：Biochemical detection of left-ventricular systolic dysfunction. Lancet 351(9095) : 9-13, 1998.
6) De Lemos JA, et al：Screening the population for left ventricular hypertrophy and left ventricular systolic dysfunction using natriuretic peptides；results from the Dallas Heart Study. Am Heart J 157(4) : 746-753, 2009.
7) Tschope C, et al：The role of NT-proBNP in the diagnostic of isolated diastolic dysfunction；correlation with echocardiographic and invasive measurements. Eur Heart J 26(21) : 2277-2284, 2005.
8) 日本心不全学会：血中 BNP や NT-ProBNP 値を用いた心不全診療の留意点について（http://www.asas.or.jp/jhfs/topics/bnp201300403.html）.
http://www.asas.or.jp/jhfs/topics/bnp201300403.html（2015 年 7 月 13 日現在）
9) Masson S, et al：Val-HeFT Investigators. Direct comparison of B-type natriuretic peptide(BNP) and amino-terminal proBNP in a large population of patients with chronic and symptomatic heart failure；The Valsartan Heart Failure (Val-HeFT) data. Clin Chem 52(8) : 1528-1538, 2006.
10) Tsutamoto T, et al：Relationship between renal function and plasma brain natriuretic peptide in patients with heart failure. J Am Coll Cardiol 47(3) : 582-586, 2006.
11) Bower JK, et al：N-Terminal Pro-Brain Natriuretic Peptide(NT-proBNP) and Risk of Hypertension in the Atherosclerosis Risk in Communities(ARIC) Study. Am J Hypertens 28(10) : 1262-1266, 2015.
12) Abdullah SM, et al：Relation of coronary atherosclerosis determined by electron beam computed tomography and plasma levels of n-terminal pro-brain natriuretic peptide in a multiethnic population-based sample(the Dallas Heart Study). Am J Cardiol 96(9) : 1284-1289, 2005.
13) Wang TJ, et al：Plasma natriuretic peptide levels and the risk of cardiovascular events and death. N Engl J Med 350(7)：655-663, 2004.
14) Hildebrandt P, et al：Brain natriuretic peptide in arterial hypertension-a marker or left ventricular dimensions and prognosis. Eur J Heart Fail 6(3) : 313-317, 2004.
15) Dietl A, et al：NT-proBNP Predicts Cardiovascular Death in the General Population Independent of Left Ventricular Mass and Function : Insights from a Large Population-Based Study with Long-Term Follow Up. PLoS One. 2016 Oct 6 ; 11(10) : e0164060. doi: 10.1371/journal.pone.0164060.
16) Doi Y, et al：N-terminal pro-brain natriuretic Peptide and risk of cardiovascular events in a Japanese community；the Hisayama study. Arterioscler Thromb Vasc Biol 31 : 2997-3003, 2011.

17) Paul M, et al : Amino-terminal Pro-B-type natriuretic peptide and B-type natriuretic peptide ; biomarkers for mortality in a large community-based cohort free of heart failure. Hypertension 47(5) : 874-880, 2006.
18) 岩郷二郎, 他：NT-proBNP 検査をオプション検査に導入して. 人間ドック 28(3) : 507-515, 2013.

（小林泰士・佐藤幸人）

生化学・血液学・血清学・尿

腎臓の検査で異常があったら

a：尿潜血が陽性

Question & Answer

Q 尿潜血反応陽性であるが沈渣に赤血球を認めない．何を考えるか？

A この場合は血尿ではなくミオグロビンかヘモグロビンが尿中に存在する可能性がある．横紋筋融解ではミオグロビンが尿中に排泄される．溶血をきたす疾患（自己免疫性溶血性貧血，血栓性微小血管障害，発作性夜間血色素尿症など）では尿中にヘモグロビンを認める．また，血尿があっても尿が古くなると尿中で溶血して赤血球を認めないこともある．

　尿潜血とは目で見てはわからないが検査をすると尿に血液が混じている（＝顕微鏡的血尿）ことを意味する．しかし，試験紙による尿の潜血反応は尿中の鉄を含む色素（ヘモグロビン，ミオグロビン）に反応するので，潜血反応が陽性というだけでは血尿とは診断できない．血尿とは尿中に異常に多くの赤血球を認める病態である．通常は，沈渣で3〜5個/強拡大（400倍）以上認める場合を血尿という．
　顕微鏡的血尿の原因疾患で最も多いのは特発性である（70％）が，年齢が50歳を超えると尿路の悪性疾患の確率が増加する（図1）[1]．しかし，血尿に

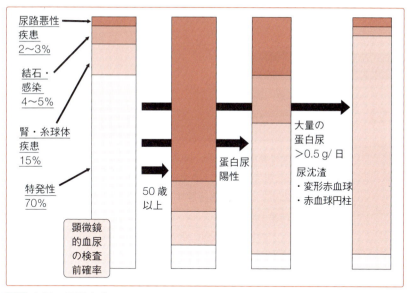

図1 血尿の原因疾患

表1 血尿の出血部位の鑑別診断

	腎炎性 （糸球体・尿細管出血）	非腎炎性 （尿路出血）
原因疾患	糸球体腎炎 間質性腎炎	結石，感染，腫瘍 外傷，出血性素因
蛋白尿	多くの場合伴う	通常は伴わない
	赤血球40〜50/毎視野以下で蛋白尿を伴う場合は腎出血	3〜6 ml/1,000 ml以上の出血の場合に尿蛋白陽性となる
変形赤血球	70%以上	20%以下
赤血球円柱	(+)	(−)
その他の尿沈渣成分	多彩な円柱（特に上皮〜顆粒円柱）	感染では白血球，細菌など

尿蛋白が同時に見られると腎疾患の確率が上昇する．尿蛋白の量が2〜3 g/日以上，あるいは尿沈渣で変形赤血球や赤血球円柱を見いだせば，さらに腎疾患の確率が上昇する．血尿の原因として腎実質からの出血と尿路からの出血を鑑別するためには，蛋白尿とその量のみならず，沈渣が重要な情報を提供してくれる（表1）．

b：尿蛋白が陽性

Question & Answer

Q 尿蛋白の定性試験の結果とCKD重症度分類のA分類（カテゴリー）の関係は？

A 一般的には尿蛋白（−）〜（±）はA1,（+）はA2,（2+）以上はA3に対応すると考えてよい．しかし，尿蛋白の定性試験の結果は尿の濃度に依存することにも注意する．尿蛋白の試験紙法による定性試験の結果と尿中アルブミン・クレアチニン比を高血圧患者で見たTaniら[2)]の結果をに示す．これによると尿蛋白（±）では60%以上がA2以上のアルブミン尿であった．

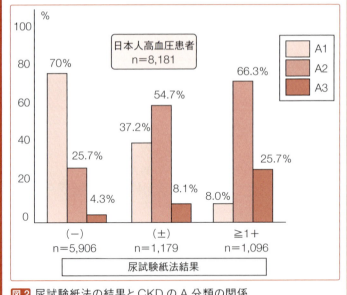

図2 尿試験紙法の結果とCKDのA分類の関係

　尿蛋白を認める場合，その1日量の評価が大事である．しかし，24時間蓄尿は日常臨床では必ずしも実際的ではない．そこで，24時間蓄尿に代わる方法として，蛋白クレアチニン比を計算する[3)]方法が提唱されている．尿蛋白

（mg/dl）と尿クレアチニン（mg/dl）を同時に定量してその比をとると1gのクレアチニン排泄量当たりの尿蛋白量（g/gCr）となる．この値が1日の尿蛋白とよく相関する．世界的には蛋白を測定するよりアルブミンを測定するほうが標準的であるが，わが国では保険適用の問題から糖尿病性腎症でないと測定できないという不都合がある．

尿蛋白量が0.5 g/日以上の場合あるいは尿蛋白がそれ以下であっても血尿が同時に見られる場合には，腎疾患の可能性がある（図1）ため，腎臓専門医に紹介して精査を進める必要がある[4]．

Question & Answer

Q 健診で尿蛋白（±）はどのように扱ったらよいか？

A 高血圧，糖尿病，脂質異常，肥満，などの危険因子がなければ，翌年に健診を受けることでよい．しかし，危険因子があれば，再検査を行い，可能な限り尿蛋白（アルブミン）と尿クレアチニンを同時に測定して，その比を見るべきである．もし，その結果がA2またはA3であれば精査を進めるべきである．

尿蛋白の臨床的意義は腎疾患の結果というだけにとどまらない．最近の，疫学研究から尿蛋白量あるいは尿アルブミン量は，糸球体濾過量（GFR）の低下（後述）とともに，末期腎不全のみならず脳卒中や心筋梗塞といった心血管疾患発症の危険因子であることがわかってきた．そこで，尿蛋白が陽性あるいはGFR低下（60 ml/分/1.73 m^{2}未満）が3カ月以上持続する病態を慢性腎臓病（CKD）と定義し，その重症度を表すことが行われている[4,5]．表2にわが国のCKD重症度分類を示す．横軸に尿蛋白量または尿アルブミン量の程度を1日量または尿クレアチニンで補正した値で示している．糖尿病を合併している時には尿アルブミンで表し，その他の場合は尿蛋白で表していることに注意が必要である．いずれにしても，A1は尿蛋白（アルブミン）陰性，A2は軽度～中等度陽性，A3は高度陽性である．表2の①の領域は非CKD，末期腎不全と心血管疾患の危険は②→③→④の領域に行くに従っ

表2 慢性腎臓病の重症度分類

原疾患	尿蛋白区分		A1	A2	A3
糖尿病	尿アルブミン定量 (mg/日) 尿アルブミン/Cr比 (mg/gCr)		正常 30未満	微量アルブミン尿 30～299	顕性アルブミン尿 300以上
高血圧 腎炎 多発性嚢胞腎 不明 その他	尿蛋白定量 (g/日) 尿蛋白/Cr比 (g/gCr)		正常 0.15未満	軽度蛋白尿 0.15～0.49	高度蛋白尿 0.50以上
GFR (ml/分/1.73 m²)	G1	正常または高値	>90	①	②	③
	G2	軽度低下	60～89	①	②	③
	G3a	軽度～中等度低下	45～59	②	③	④
	G3b	中等度～高度低下	30～44	③	④	④
	G4	高度低下	15～29	④	④	④
	G5	腎不全	<15	④	④	④

て増大する．①の領域に比して④の領域では，心血管疾患の危険は数倍～10倍，末期腎不全による透析導入の危険は数10～数100倍になる[6]．

Question & Answer

Q 尿蛋白(±)であった．定量を行ったところ 0.8 g/gCr であり定性試験と定量試験に乖離が見られた．

A 希釈尿でもこのような現象が見られる（図2）．しかし，もう1つの可能性として尿蛋白としてアルブミン以外の蛋白，すなわちグロブリンの排泄が増加している（多発性骨髄腫または尿細管性蛋白尿）可能性を考える．

　尿蛋白の主体は通常アルブミンである．しかし，β_2 ミクログロブリンや α_1 ミクログロブリンなどの分子量3万以下の小さい蛋白の大量の排泄は尿細管性蛋白尿として尿細管障害の存在を示している．また，Bence Jones 蛋白は免疫グロブリンの軽鎖で，大量に血中に存在して，尿中に漏れてくるためオーバーフロー蛋白尿といわれ，多発性骨髄腫の時に見られる．β_2 ミクログロブリン，α_1 ミクログロブリン，Bence Jones 蛋白はともに試験紙法では蛋白として検出されない（試験紙法では主としてアルブミンに反応しグロブリンには反応が弱い）．尿蛋白の電気泳動パターンが診断の手がかりとなる．

c：クレアチニンと比べて BUN が少し高い

Question & Answer

Q 83歳の男性．食欲不振が続き外来を受診した．血清クレアチニン 2.43 mg/dl，尿素窒素 54 mg/dl であった．どのような病態か？

A 食欲不振による脱水が原因の腎前性の腎不全の可能性を考える．しかし，頻度の高い病態として，消化管出血，感染，外傷なども鑑別に考慮する必要がある．

血清クレアチニンもBUN（血液尿素窒素）も腎機能が低下した時に上昇する．しかし，その代謝機序は異なることを知っておく必要がある．クレアチニンは筋肉で産生され腎臓から排泄される．1日の産生量と1日の排泄量は腎機能が低下しても一致する．また，クレアチニンは糸球体で濾過されたあと尿細管で再吸収も分泌もされない（厳密には多少の分泌はあるが臨床的には無視できる）．それに対して，尿素は蛋白の分解産物であるアンモニアから肝臓で産生される．したがって，尿素量は摂取する蛋白質や組織蛋白の異化に影響される．また，尿素は糸球体で濾過されたあと尿細管で35～70％は再吸収されて血液中に戻る．この尿細管での尿素の再吸収はADH（抗利尿ホルモン）によって促進される．したがって，ADHが増加する病態（脱水，心不全など）では尿素の血中濃度が上昇する．また，閉塞性尿路疾患で尿細管内圧が上昇した場合にも尿細管での尿素の再吸収が増える．逆に，BUNが低下する病態は，産生の低下と尿細管での再吸収低下である．これらを表3にまとめた．

　BUNと血清クレアチニンの比は正常では8～14で平均は10程度と考えてよい．この比が上昇する時には，尿素の産生増加か尿細管での再吸収増加といった病態を考える必要がある．

表3 BUN（尿素窒素）の上昇する病態

Ⅰ　BUNが上昇する病態	Ⅱ　BUNが低下する病態
<u>排泄の低下</u> → 腎機能の低下 <u>産生の増加</u> 　　組織蛋白の異化の亢進 　　　・低栄養状態 　　　・甲状腺機能亢進症 　　　・副腎皮質ステロイド 　　　・消化管出血 　　　・感染・外傷 　　蛋白摂取過剰 → 高蛋白食 <u>尿細管での再吸収増加</u> 　　・脱水 　　・心不全 　　・閉塞性尿路疾患	<u>産生の低下</u> 　　肝臓での産生低下 　　　・肝不全 　　蛋白摂取低下 → 低蛋白食 <u>尿細管での再吸収低下</u> 　　・多尿 　　・利尿薬

d：尿酸が少し高い

Question & Answer

Q 35歳男性．痛風の既往なし．健診結果で，血清クレアチニン 1.34 mg/dl，尿蛋白（+），尿酸 8.2 mg/dl．高尿酸血症は治療すべきか？

A CKDに伴う高尿酸血症である．高尿酸血症はCKDの進展に影響を及ぼす可能性がある[7]がエビデンスは乏しい．しかし，最近はCKDに伴う高尿酸血症を薬物で治療すると腎機能の低下や心血管疾患の発症が抑制されたという臨床研究が複数発表されている[8〜11]．したがって，この患者の高尿酸血症も治療したほうが腎予後および生命予後によい影響を与える可能性はある．

　高尿酸血症は痛風（尿酸塩沈着症）の原因であると同時に，心血管疾患のマーカーであることが知られている．前者では尿酸を低下させる治療が有効であるという強いエビデンスがあるが，後者ではまだ十分に検討されていない[12]．また，後者では治療開始と治療目標の尿酸値も不明というのが現状である．

　男性では30〜50歳で高尿酸血症の頻度が高く30%程度であるが，全体では26%と報告されている[12]．女性では閉経後から尿酸値が上昇することが知られている．

　高尿酸血症が死亡・全死亡[13, 14]あるいは虚血性心疾患[15]の危険因子であることは複数の疫学研究で示されている．しかし，一方，わが国の疫学データ（NIPPON DATA 80）では，年齢や心血管疾患の危険因子で調整すると血清尿酸値は全死亡・心血管疾患死亡・脳卒中死亡いずれとも関連していないということが報告されている[16]．

　このように，血清尿酸値は独立した心血管疾患の危険因子であるか否かに関しては相反する報告がされている．したがって，健診データで高尿酸血症を認めた場合には，心血管疾患の他の危険因子との関係で考える必要がある．もし，高血圧，糖尿病，脂質異常，肥満，メタボリック症候群，慢性腎

臓病（CKD）といった危険因子が併存している場合には，生活習慣の改善とともに必要に応じて薬物による治療を行う．高尿酸血症に関しても同様に考える．もちろん，痛風の既往があれば，ガイドラインに従い尿酸値は 6 mg/d*l* 未満にコントロールする[12]．

e：腎機能（eGFR）が落ちていると言われた

Question & Answer

Q 血清クレアチニンから計算された eGFR を薬物投与量の設定に使えるか？

A eGFR は体表面積 1.73 m² の標準的な体型（170 cm, 63 kg）に補正して計算される（eGFR の単位に 1.73 m² とあるのはその意味である）．薬物投与量の設定では患者個々の GFR（ml/分）を用いる必要があるため，体表面積（BSA）補正をしない値に変換する[4]必要がある．

体表面積で補正しない eGFR（ml/分）＝eGFR（ml/分/1.73 m²）×BSA/1.73

BSA＝（体重 kg）$^{0.425}$×（身長 cm）$^{0.725}$×0.007184

Case

健康診断で CKD と言われた全く危険因子のない若者

患者 25 歳，男性
既往歴 なし
現病歴 生来健康でラグビークラブに所属している．今年，初めて健康診断を受けたところ CKD と言われ受診した．
身体所見 176 cm, 80 kg
検査所見 血清クレアチニン 1.38 mg/dl, eGFR 44 ml/分/1.73 m². 24 時間蓄尿のうえ，クレアチニン・クリアランスを測定したところ

> 100 m*l*/分と正常な腎機能であった．24時間のクレアチニンの排泄量は2gであり，標準的な量の約2倍であった．結局，この患者は筋肉量が多いため血清クレアチニンが上昇しeGFRが低下し，見かけ上CKDと診断されていたことになる．

　血清クレアチニンはGFR（糸球体濾過量）が低下すると上昇する．しかし，血清クレアチニンとGFRの関係［血清クレアチニン＝定数×（1/GFR）］から，GFRが軽度低下しても血清クレアチニンの上昇はわずかであるため，腎機能の低下を過小評価してしまう可能性がある．したがって，日常臨床においても腎機能の評価にはGFRを使用したほうがよい．しかし，GFRを正確に知るためには蓄尿をしてクリアランス検査（内因性クレアチニン・クリアランス，イヌリン・クリアランス）を行う必要がある．蓄尿は日常臨床では実施が困難なため工夫されたのがeGFR（推算糸球体濾過量, estimated GFR）である．これは下記の式により，年齢，血清クレアチニン値（Cr），性別から計算される[17]．

$$\text{eGFR}(\text{m}l/分/1.73\text{ m}^2) = 194 \cdot \text{Age}^{-0.287} \text{Cr}^{-1.094}$$
※女性は×0.739

　この臨床指標は普及して，健診でも血清クレアチニンとともに報告されるようになってきた．しかし，注意しなければならないことがある．

　まず，第1にそれほど正確とはいえない点である．75％の症例が実測GFR±30％の範囲に入る程度の正確度であり，GFR≧60 m*l*/分/1.73 m^{2}では不正確になるので参考にならない点に注意が必要である[4]．また，18歳以上の成人のみに適用することも知っておかなければならない（小児には小児用の式が発表されている）．

　第2にeGFRは筋肉量に依存する点である．すなわち，筋肉量の多い人では腎機能が正常でも血清クレアチニンが上昇するためにeGFRは低下し（過小評価），逆に筋肉量の少ない人では血清クレアチニンが低下するためにeGFRは上昇する（過大評価）．筋肉量が極端に多いか少ない場合には，筋肉量に依存しない腎機能の指標であるシスタチンCを用いたeGFR（これをeGFRcysという．これと区別するために血清クレアチニンを用いて計算された

eGFR を eGFRcreat と書くことがある）を計算する．

> 男性：eGFRcys（ml/分/1.73 m^2）＝（104×Cys-C$^{-1.019}$×0.996$^{年齢（歳）}$）−8
> 女性：eGFRcys（ml/分/1.73 m^2）＝（104×Cys-C$^{-1.019}$×0.996$^{年齢（歳）}$×0.929）−8
> Cys-C：血清シスタチン C 濃度（mg/l）

　CKD の重症度分類（表2）では，尿蛋白（アルブミン）の量と GFR の低下の程度で重症度を決定している．一般にはこの GFR に eGFR を用いている[4]．

文献

1) Connelly JE : Microscopic hematuria. In : Black ER, et al : Diagnostic strategies for common medical problems. 2nd ed, pp518-526, American College of Physicians, 1999.
2) Tani Y, et al : Comparison of albuminuria test and urine test strip in Japanese hypertensive patients : AVA-E study. Clin Nephrol 84(5) : 270-273, 2015.
3) Steinhäuslin F, et al : Quantitation of proteinuria in kidney transplant patients : accuracy of the urinary protein/creatinine ratio. Clin Nephrol 43(2) : 110-115, 1995.
4) 日本腎臓学会（編）：CKD 診療ガイド 2012．東京医学社，2012．
5) Wheeler DC, et al : Summary of KDIGO guideline. What do we really know about management of blood pressure in patients with chronic kidney disease? Kidney Int 83(3) : 377-383, 2013.
6) Levey AS, et al : The definition, classification, and prognosis of chronic kidney disease : a KDIGO Controversies Conference report. Kidney Int 80(1) : 17-28, 2011.
7) 日本腎臓学会（編）：エビデンスに基づく CKD 診療ガイドライン 2013．東京医学社，2013．
8) Siu YP, et al : Use of allopurinol in slowing the progression of renal disease through its ability to lower serum uric acid level. Am J Kidney Dis 47(1) : 51-59, 2006.
9) Goicoechea M, et al : Effect of allopurinol in chronic kidney disease progression and cardiovascular risk. Clin J Am Soc Nephrol 5(8) : 1388-1393, 2010.
10) Goicoechea M, et al : Allopurinol and progression of CKD and cardiovascular events : long-term follow-up of a randomized clinical trial. Am J Kidney Dis 65(4) : 543-549, 2015.
11) Bose B, et al : Effects of uric acid-lowering therapy on renal outcomes : a

systematic review and meta-analysis. Nephrol Dial Transplant 29(2) : 406-413, 2014.
12) 日本通風・核酸代謝学会ガイドライン改訂委員会(編)：高尿酸血症・通風の治療ガイドライン．メディカルレビュー社，2010.
13) Fang J, et al : Serum uric acid and cardiovascular mortality the NHANES I epidemiologic follow-up study, 1971-1992. National Health and Nutrition Examination Survey. JAMA 283(18) : 2404-2410, 2000.
14) Niskanen LK, et al : Uric acid level as a risk factor for cardiovascular and all-cause mortality in middle-aged men : a prospective cohort study. Arch Intern Med 164(14) : 1546-1551, 2004.
15) Chuang SY, et al : Hyperuricemia and increased risk of ischemic heart disease in a large Chinese cohort. Int J Cardiol 154(3) : 316-321, 2012.
16) Sakata K, et al : Absence of an association between serum uric acid and mortality from cardiovascular disease : NIPPON DATA 80, 1980-1994. National Integrated Projects for Prospective Observation of Non-communicable Diseases and its Trend in the Aged. Eur J Epidemiol 17(5) : 461-468, 2001.
17) Matsuo S, et al : Revised equations for estimated GFR from serum creatinine in Japan. Am J Kidney Dis 53(6) : 982-992, 2009.

〔木村健二郎〕

ワンポイントレクチャー3

健康診断と遺伝子検査—予防医療の時代に向けて

Question & Answer
Q. 病気の予防と健康増進を目的とする健康診断において，今後「遺伝子検査」は画期的な役割を果たすようになるか？
A. 生活習慣病のほとんどは多因子疾患であり，遺伝要因以外に環境要因の影響を大きく受けるため，双方を考慮した予測検査が可能となれば，「予防」として果たす役割は大きいと思われる．

2013年5月，乳癌と卵巣癌の発症リスクに関わる遺伝子検査（乳癌感受性遺伝子1；BRCA1）の結果を受けて，ハリウッド女優のアンジェリーナ・ジョリーが予防目的で両乳腺切除を行った．その報道を契機に，日本国内でも「遺伝子検査」への注目が集まるようになり，"遺伝子ドック"などの名称で予防医療サービスに加える施設や，インターネットなどで直接消費者に遺伝子検査サービスを提供する企業も増えてきている．しかし，「遺伝情報」は検査を受けた個人だけのものではないため，結果を伝える際の倫理的配慮や情報の管理，また検査精度の問題など多くの課題があり，慎重に取り扱われなければならない．

本稿では，遺伝子検査の紹介と医療者が取り扱う際の注意点を概説し，健康診断・予防医療における遺伝子検査の今後の課題について考察したい．

「遺伝子検査」の分類と定義

DNAやRNAを解析する遺伝子関連検査にはさまざまなものが含まれているが，日本では区別せずにすべて「遺伝子検査」と呼んでいることが多く，誤解を生じやすい．日本医学会などでは，表1のように分類・定義している．

予防医療サービスにおける「遺伝子検査」

疾患予測や早期発見の目的で行われている遺伝子検査の例を，表1の分類に沿って紹介する．

❶病原体遺伝子検査では，子宮頸癌検診における，ヒトパピローマウイルス（HPV）の遺伝子検査が実用化されている．

❷体細胞遺伝子検査では，癌細胞から血液に遊離されるDNAやRNAの解析により，画像診断や内視鏡では確認できない超早期に「癌リスク」を診断する検査として，アンチエイジングクリニックなどで実施されている．また，2014年8月に国立がん研究センター

表1 遺伝子検査の分類と定義

❶ 病原体遺伝子検査
ヒトに感染症を引き起こす外来性の病原体（ウイルス，細菌など微生物）の核酸（DNA あるいは RNA）を検出・解析する検査
❷ 体細胞遺伝子検査
癌細胞特有の遺伝子の構造異常などを検出する検査や，遺伝子発現解析など，疾患病変部・組織に限局し，病状とともに変化しうる一時的な遺伝子情報を明らかにする検査
❸ 遺伝学的検査
単一遺伝子疾患，多因子疾患，薬物などの効果・副作用・代謝，個人識別に関わる遺伝学的検査など，ゲノムおよびミトコンドリア内の原則的に生涯変化しない，その個体が生来的に保有する遺伝学的情報を明らかにする検査

が発表した，1回の採血で13種類の癌の早期診断を可能にするというマイクロ RNA[*1] 検査も，2018年の実用化に向けて研究が進められている．

❸ 遺伝学的検査では，DNA の塩基配列の変異（single nucleotide polymorphism；SNP）に注目し，同じ変異をもつ集団に多い病気に罹患しやすいかどうかを予測する「SNP タイピング」が広く行われている．通常，遺伝子検査といえば，この遺伝学的検査を指す場合がほとんどであるため，以下に説明する．

「遺伝学的検査」とは

ヒト DNA は，A（アデニン），T（チミン），G（グアニン），C（シトシン）の4種類の塩基が30億個並んで構成されている．そのうち約1,000万カ所に，この4文字のうち1文字が入れ替わった SNP（一塩基多型）が存在し，それが設計図となりヒトそれぞれの個性を形成している（図1）．

■罹患リスクを予測する GWAS

「遺伝学的検査」では，血液や唾液，口腔粘膜などの細胞を用いて，この SNP のタイプを調べ，同じ SNP をもつ集団における統計学的なデータと照らし合わせることで，特定の疾患の罹患

GM ノート

[*1] マイクロ RNA：血液や唾液，尿などの体液に含まれる，22塩基程度の小さな RNA のこと．その種類や量が，癌などの疾患に伴って患者の血液中で変動することが，近年の研究で明らかになっている．

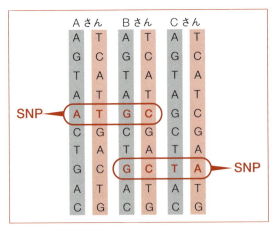

図1 SNP（一塩基多型）

リスクや体質などを予測する．

　単一遺伝子疾患（血友病など）やBRCA1などの場合は，特定の疾患に罹患する確率がきわめて高いため，医療行為に当たるとして，日本では遺伝子カウンセリングなどの整った医療機関でのみ検査が行われている．しかし，ほとんどの場合は多因子疾患であるため，健診機関や企業による検査サービスにおいては，複数のSNPの頻度と疾患との関連性を統計的に調べた大規模研究報告「ゲノムワイド関連解析（GWAS）」[*2] を用いて，疾患予測がなされている．

　膨大なデータの解析に時間もコストもかかる検査であったが，遺伝子解析装置（シーケンサー）の急速な技術進歩と低価格化によって，医療機関を介さないDTC（direct-to-consumer；消費者直結型）遺伝学的検査が行われるようになり，日本でも近年爆発的な広がりを見せている．しかし，これらは生涯

GMノート

[*2]　ゲノムワイド関連解析（GWAS）：genome-wide association study．ヒトゲノム全体をほぼカバーする1,000万カ所以上の一塩基多型（SNP）のうち，50万〜100万カ所の遺伝子型を決定し，主にSNPの頻度と，病気や量的形質との関連を統計的に調べる方法．

表2 ACCEモデル（CDC）[1]

Ⓐ 分析的妥当性（analytical validity）
検査法が確立し，再現性の高い結果が得られるなど精度管理が適切であること

Ⓒ 臨床的妥当性（clinical validity）
感度，特異度，陽性適中率などが明らかにされていること

Ⓒ 臨床的有用性（clinical utility）
適切な予防法や治療法に結びつけることができるなど臨床上のメリットがあること

Ⓔ 倫理的・法的・社会的問題（ethical, legal and social issues）
遺伝情報により，被検者が就職や結婚，保険加入などにおいて差別を受けるなど，倫理的・法的・社会的問題がないこと

変わらないDNAが検査対象であり，本人のみならず血縁者のゲノム情報も知ることになるため，倫理的・法的・社会的な配慮が求められる．

遺伝子検査に関する指針・ガイドライン

遺伝子検査を臨床応用する際に考慮すべき点に関しては，米国疾病予防管理センター（Centers for Disease Control and Prediction；CDC）が「ACCEモデル」（表2）[1]として提唱し，日本では『医療における遺伝学的検査・診断に関するガイドライン』[2]を中心に多くの指針が規定されている．

『医療における遺伝学的検査・診断に関するガイドライン』

詳細は，ガイドラインを参照されたいが，医療者が配慮するべき遺伝情報の特性については，以下の3点にまとめられる．

❶ **不変性**：個人の遺伝子情報は生涯変化しない．したがって，差別や烙印づけに悪用されるなど，被検者の社会生活に大きな不利益が生じる危険性がある．

❷ **予測性**：まだ発症していない健常者を対象に検査を行う場合，予防法や治療法のある疾患においては有用だが，対処する方法のない疾患では，将来の発症の予告は被検者に大きな心理的負担や絶望感をもたらすことにもなる．

❸ **共有性**：遺伝子変異は血縁者間で共有している可能性があり，1人の遺伝学的検査で得られた情報によって，血縁者における予防を可能にできる一方，なんら健康に問題を感じていなかった家族が否応なしに病気や遺伝の問題に巻き込まれる可能性

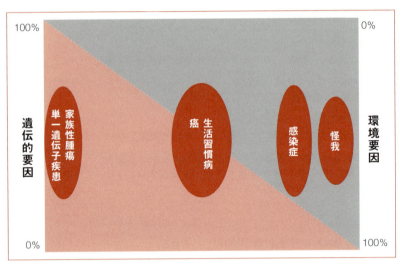

図2 疾患の発症要因

がある.

今後の課題

　本稿の執筆にあたり，ある企業の遺伝学的検査を筆者も受けてみた．結果を見ると，すでに罹患していて家族も共有している喘息や家系に多い大腸癌の確率が低く，ピロリ菌感染もなく胃炎もないのに胃癌の確率が高いなど，残念ながら検査結果に対する信頼はもてず，予防的行動にはつながらなかった．

■ 疾患予測の精度が低い

　米国では，2006年から消費者向けサービスが始まったが，2013年に大手の遺伝子解析サービス23andMeが米国食品医薬品局（Food and Drug Administration；FDA）より販売停止命令を受け，現在，多くの企業がSNPタイピングによる疾患予測サービスを中止している．その理由としては，一部のSNP解析では疾患予測は不可能であること，GWASなど根拠となる学術論文の質が十分評価されていないなど，検査精度の問題が大きい．日本では，拡大する消費者向け事業への警告として，2014年2月に経済産業省により「遺伝子検査ビジネス実施事業者の遵守事項」[3]がまとめられている．

■ 遺伝的要因は5～20%にすぎない

　そもそも遺伝的要因は病気の原因全体のうちわずか5～20%でしかなく，環境要因（食事・運動習慣，喫煙，感染

など)が大きい(図2).疾患発症における遺伝的要因のみの影響力はせいぜい1.2～2倍程度であり[4],予測結果をもとに行動変容を起こすほどの予防的意義は少ないように思われる.

遺伝子検査が疾患の早期発見に直接つながるのは,ごく限られた家族性の遺伝子疾患であり,それならば,むしろ家族歴を詳しく聴取することのほうが有用であろう.健康診断や予防医療においても,生活習慣や家族歴の問診が重要であることを改めて強調しておきたい.

現在,遺伝子・環境相互作用による疾患発症予測に関する解析が進んでおり,今後信頼できる予測検査として可能になることが期待される.

文献

1) Centers for Disease Control and Prediction：Genomic Testing；ACCE Model Process for Evaluating Genetic Tests.
http://www.cdc.gov/genomics/gtesting/ACCE/(2015年7月13日現在)
2) 日本医学会：医療における遺伝学的検査・診断に関するガイドライン.2011.
3) 経済産業省：遺伝子検査ビジネス実施事業者の遵守事項.2014.
4) Manolio TA, et al：Finding the missing heritability of complex diseases. Nature 461(7265)：747-753, 2009.

(河津晶子)

その他

「骨量が少ない」と言われたら

Question & Answer

Q 検診における骨量測定値で留意する点は?

A 骨量測定値は,測定方法,測定部位[末梢骨(橈骨,中手骨,踵骨など)か,軀幹骨(腰椎,大腿骨近位部)か]によって違いがある.精密検査としてDXA(二重エネルギーX線吸収法)[*1]による腰椎,大腿骨近位部の骨密度測定を勧めることが重要である.

Case

検診と精密検査の判定の違い

患者 75歳,女性
主訴 骨粗鬆症検診で骨量測定の結果は「骨量減少」とあり,精密検査としてDXAで腰椎骨密度を測定したら正常であった.どうしてか?

骨粗鬆症検診の結果で「骨量減少=骨粗鬆症と診断された」と誤解される受診者は多い.検診では要精検と判定されるのは測定値のYAM(若年成人平均値)80%未満であるが,精密検査ではYAM 70%以下で骨粗鬆症と診断される.検診では,簡便な測定方法を用い,判定基準は,骨粗鬆症を見逃さないため骨粗鬆症の診断基準より厳しく設定されている.「骨粗鬆症検診」による骨量測定と「精密検査」の違いを一般に広めていく必要があろう.

検診に使われる骨量測定法の利点と欠点

　骨粗鬆症検診では，簡便性の面から，定量的超音波測定法（QUS）[*2]による踵骨，DXAによる橈骨遠位端骨密度，MD法による第二中手骨骨密度が測定されることが多い．

　複数の医療機関で，骨量測定を受けて，違った評価を受けて，どれを信じればよいのかと尋ねられることがあるが，機種によって，測定原理，測定方法，測定部位が違うので，測定値を単純に比較することはできない．YAMに対する値が低いほうを採用して，必要があれば精密検査を勧める．

　骨組織は表面に近い皮質骨とより内部に近い海綿骨に分けられる．海綿骨は椎体，踵骨，手首など長管骨の末端に豊富である．海綿骨は骨表面積が皮質骨より広く，代謝回転がより活発で，骨の加齢による変化はまず海綿骨の多い部位に表れる．したがって，閉経後早期に骨量減少が認められやすい部位（腰椎）とそうでない部位（長管骨，大腿骨近位部）がある．

　わが国の骨粗鬆症診断基準は，「骨密度は原則腰椎または大腿骨近位部骨密度とする．また，複数部位で測定した場合にはより低い％またはSD値を採用することとする．これらの測定が困難な場合には橈骨，第二中手骨の骨密度とするが，この場合は％のみ使用する」としている[1]．なお，国際的には，WHOの骨粗鬆症診断基準である「大腿骨近位部骨密度がYAM −2.5 SD以下」が使われている．

　QUSは，放射線を用いない方法で手軽にどこでも測定できるため，骨粗鬆

GMノート

＊1　DXA（dual energy X-ray absorptiometry，二重エネルギーX線吸収法）
　DXAはエネルギーの異なる2種類のX線を照射して，軟部組織の影響を除外して骨の吸収率の差で骨密度を測定する．橈骨のみ測定する機械と躯幹骨と橈骨を測定できる機械がある．

＊2　QUS（quantitative ultrasound，定量的超音波法）
　QUSは踵骨を測定し，骨内を伝搬する超音波の減衰や速度を計測し，SOS（超音波伝搬速度，speed of sound），BUA（超音波減衰係数，broadband ultrasound attenuation）などが算出される．QUSによる測定値はDXAによる骨密度と相関関係はあるが，「骨密度」とは言わない．

症検診に広く用いられている．QUSは，骨折を予測する[2]が，診断基準に用いる測定法としては採用されておらず，骨粗鬆症の確定診断には使えない．

DXAによる橈骨遠位端骨密度，第二中手骨の骨密度は，躯幹骨の測定ができない場合には診断に用いてもよいが，第二中手骨は主に皮質骨を判定しており，年齢の影響が表れ難い．DXAによる橈骨遠位端骨密度は薬剤治療効果を見るには感度が低い．

陽性だった場合の模範的な対応とそのエビデンス

■ 踵骨QUSの誤診断率

踵骨QUSの誤診断率については，DXAによる骨密度(腰椎，大腿骨近位部)を用いて診断された骨粗鬆症に対してレビュー論文[3]が出されている．踵骨QUSの機種やカットオフ値によって差があるが，誤診断率は0〜12.4%であった．踵骨QUSの機種は多く，各機種により骨粗鬆症スクリーニングのカットオフ値は決められているが，適切なカットオフ値をどこにするかの十分なエビデンスは得られていない．

■ 骨粗鬆症検診で陽性だった場合の一般内科外来における模範的な対応

- DXAによる腰椎または大腿骨近位部の骨密度測定

骨密度の精密検査としてDXAによる腰椎または大腿骨近位部の骨密度測定を行う．

- 鑑別診断

DXAによる骨密度測定で骨密度低下がある場合には，骨量減少をきたす疾患の鑑別診断を行う．

- 原発性骨粗鬆症の診断基準に準じて診断を進める（図1）

鑑別診断で続発性骨粗鬆症，骨量減少をきたす疾患がなければ，原発性骨粗鬆症診断基準にそって診断を進める．

脆弱性骨折の既往歴を聴取する．40歳以降の骨折既往（事故，転落など大きな外傷によらない骨折）を尋ねる．椎体，大腿骨近位部骨折の既往があれば骨密度にかかわらず骨粗鬆症と診断される．

骨密度YAM 70〜80%で椎体，大腿骨近位部以外の脆弱性骨折がある

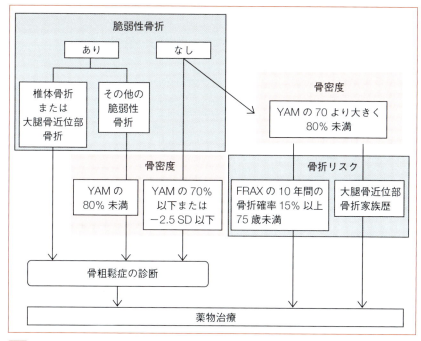

図1 骨粗鬆症の診断と薬物治療開始（文献1から筆者作成）

場合，骨折がない場合には YAM 70% 未満が骨粗鬆症と診断される．

- 薬物治療開始基準に適応するかの判定（図1）

骨粗鬆症と診断されれば，薬物治療の該当となる．

脆弱性骨折がなく骨密度 YAM 70〜80% で，大腿骨近位部骨折の家族歴がある，FRAX[*3]（図2）の10年間の主要骨粗鬆症性骨折確率が15%以

GM ノート

＊3 FRAX®（http://www.shef.ac.uk/FRAX/, fracture risk assessment tool，骨折リスク評価ツール）（図2）

骨折の危険因子を用いて骨折リスクを評価するツールである．危険因子は，年齢，性，大腿骨頸部骨密度（骨密度が得られない場合には身長，体重），既存骨折，両親の大腿骨近位部骨折歴，喫煙，飲酒，ステロイド使用，関節リウマチ，続発性骨粗鬆症である．上記のホームページのツールに入力すると，10年間の主要骨粗鬆症性骨折（大腿骨近位部，橈骨下端，上腕骨近位端，臨床椎体）および大腿骨近位部骨折の骨折確率（%）が算出される．

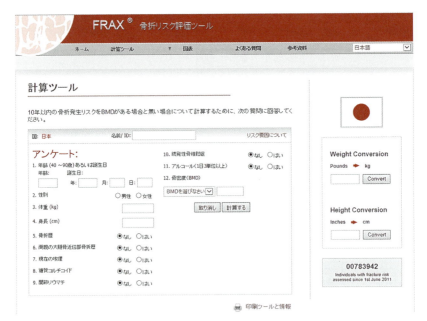

図2 FRAX のホームページ画面

上で 75 歳未満の人は骨粗鬆症の薬物治療開始の対象となる.

フォローアップのタイミング

　精密検査で薬物治療開始の対象外になった骨密度 YAM 70〜80％ の人については，次年度に検診を受けることを勧める（**図3**）[4]．さらに，骨量減少予防のためのカルシウム，ビタミン D の適量摂取を中心とした栄養指導を行う．運動指導は，骨量減少の抑制，筋力の維持・増強によって，転倒防止にもつながる．

患者への説明のポイント

- DXA 法による骨密度値を説明する時に，例えば，70 歳の人の骨密度が 50 歳の人の平均値と同じ値であっても，「あなたの骨は 50 歳です」という言い方は避けるべきである．骨強度の 70％ は骨密度に，残り 30％ は骨質に依存すると考えられている．骨質を規定するものは，骨の構造特性と材

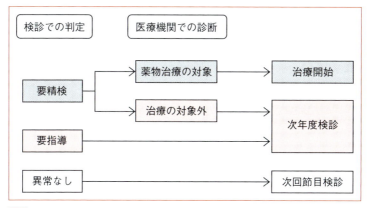

図3 骨粗鬆症検診後のフォローアップ(文献4から引用)

料特性である．年齢が高くなると骨質の劣化が進み，同じ骨密度でも骨折するリスクは高くなる．骨密度は50歳の平均値と同じであっても，このような言い方は誤解を招く．

- 薬物治療開始基準に該当しない骨量 YAM 70〜80% の人に対して，骨量減少域の人からも多くの骨折は発生することを説明しておくことは重要である．骨折は，骨の強度と骨に加わる外力によって生じる．特に大腿骨近位部骨折は，転倒が危険因子として重要である．DXA による骨密度測定値が YAM 70〜80% で薬物治療該当の条件に合わない人に対しても，骨粗鬆症でなく骨量減少の状態でも，転倒すると骨折することはあるので，筋力を低下させないように継続的な運動を勧めることが必要である．

文献

1) 骨粗鬆症の予防と治療ガイドライン作成委員会(編)：骨粗鬆症の予防と治療ガイドライン 2015 年版．ライフサイエンス出版, 2015．〈骨粗鬆症の予防，診断，治療に関するガイドライン〉
2) McCloskey EV, et al : Predictive ability of heel quantitative ultrasound for incident fractures : an individual-level meta-analysis. Osteoporos Int 26(7) : 1979-1987, 2015．〈QUS の骨折予測に関する論文のメタ解析〉
3) Thomsen K, et al : Is calcaneal quantitative ultrasound useful as a prescreen stratification tool for osteoporosis? Osteoporos Int 26(5) : 1459-1475, 2015．〈QUS の骨粗鬆症診断のスクリーニングとしての有効性を評価したレビュー論文〉
4) 折茂　肇(監修)：骨粗鬆症検診・保健指導マニュアル　第2版．ライフサイエンス出版, 2014．〈骨粗鬆症検診のマニュアル〉

（藤原佐枝子）

その他

腫瘍マーカーが高かったら

Question & Answer

Q 健診時の腫瘍マーカー高値で注意することは？

A 癌以外でも，腫瘍マーカー高値を示すことが多々ある．腫瘍マーカーは，あくまで癌診断における補助検査であり，腫瘍マーカーのみで癌の確定診断はできないことに留意する．なお，診断が確定しない場合は，経過追跡することになる．

Case

CA125 一過性異常高値を示した1例

患者 30歳台，女性

経過 健診でCA125が1,000 U/μl以上を示したため，入院のうえ精査となった．生来健康で，特に自覚症状はないとのことであった．悪性腫瘍を疑い，さまざまな検査を行ったが何も異常はなく，原因を突き止めることができなかった．CA125の推移をみるため再検査したところ，基準値内であった．結局，「異常なし」ということで退院となった．

初回検査時の高値はいったい何だったのだろうと，20数年前の出来事ではあるが，今でも不思議に思う．腫瘍マーカーは1回だけの検査で判定するのではなく，必ず推移を追っていく必要があるものと痛感した症例であった．また，初回検査時の"検体間違い"の可能性も考慮して，検査センターに問い合わせるべきであったと今でも思う．

「早期癌」ではほとんどの腫瘍マーカー[*1]が血中には増加しないため，癌検診に用いて有効な腫瘍マーカーはほとんどない．ある腫瘍マーカーが強陽性なら早期癌よりも「進行癌」の存在する可能性が高く，強陽性の程度（カットオフ値）は具体的には 表1 のとおりである．

この値以下かつ基準値以上の範囲には，癌も含まれるが良性疾患が高頻度であり，この範囲は"グレーゾーン"と呼ばれる．精密検査でも診断が確定しない場合は，腫瘍マーカー値の推移を追跡することになる．本項では，各種検査項目について，腫瘍マーカーとしての信頼性を記す．

CEA

■ 上昇する疾患

CEA が高度上昇あるいは軽度上昇する疾患と原因を，それぞれ 表2, 3 に示す．

■ CEA が高かったら

高度上昇（10 ng/ml 以上）の場合，表2 に示した癌の存在が強く示唆されるので，「消化器癌」を中心にさらに厳密な検査を行う．癌術後患者の CEA 値の高度上昇をみた場合，肝転移を疑って肝を中心とした精査を行う[2]．

軽度上昇（5～10 ng/ml）の場合，表3 に示した消化器癌を中心とした精査を行うとともに，良性疾患，年齢・喫煙の影響などを除外する．便潜血反応，消化管内視鏡検査，腹部エコー，CT 検査などを行い，癌を確認できない場合には CEA を再検し，経過を観察することが重要である．癌術後患者の CEA 値の上昇は，肝などへの転移，局所再発の可能性を示唆し，精査により二次的な根治手術を含めた治療方針を決定する．なお，喫煙で CEA が上昇する場合では，基準値の 2 倍を超えることはほとんどないとされる[3]．

GM ノート

*1 腫瘍マーカー

腫瘍マーカーは，正常細胞ではほとんど産生されず，腫瘍細胞で特異的に産生される物質である．偽陽性が多いため，健診における癌の確定診断には適していない．一方で，癌患者の経過観察（再発モニター）には非常に有用とされる．

表1 主な腫瘍マーカーの基準値と強陽性の程度（カットオフ値）

腫瘍マーカー	基準値	カットオフ値
CEA	5 ng/ml 以下	10 ng/ml 以上
CA125	・男性・閉経後女性： 25 U/ml 未満 ・閉経前女性： 40 U/ml 未満	65 U/ml 以上[1]
CA19-9	37 U/ml 以下	100 U/ml 以上
AFP	0.5〜10 ng/ml	400 ng/ml 以上
PSA	4 ng/ml 以下	10 ng/ml 以上

表2 CEA が高度上昇する疾患

	高度上昇する疾患
検査値	10 ng/ml 以上
疾患	腸・直腸癌，転移性肝癌，膵・胆道癌，肺癌，胃癌が高頻度であり，次いで甲状腺髄様癌，ムチン性卵巣腫瘍の可能性を考える

表3 CEA が軽度上昇する疾患・原因

	軽度上昇する疾患・原因
検査値	5〜10 ng/ml（グレーゾーン）
悪性疾患	消化管癌（食道，胃，結腸・直腸），膵・胆道癌，肝細胞癌，肺癌，甲状腺（髄様癌），乳癌，泌尿器癌，子宮癌，卵巣癌
良性疾患	腹膜偽粘液腫，肝疾患（急性肝炎，慢性肝炎，肝硬変），閉塞性黄疸，炎症性腸疾患，胃潰瘍，胃炎，憩室炎，慢性気管支炎，肺疾患，甲状腺機能低下症，腎不全，糖尿病
その他	加齢，長期喫煙

CA125

上昇する疾患

「卵巣癌」の診断に広く利用され，卵巣癌全体で約 8 割程度の陽性率を示す．「子宮体癌」は，陽性率は 3〜4 割程度である．しかし，「胸腹水（胸膜炎，

腹膜炎）」「子宮内膜症」「子宮内膜炎」「卵巣過剰刺激症候群」「卵管炎」などでも高値となる．

「消化器癌」での陽性率は2～3割程度と低いが，「腹膜播種」を認める場合には高値となることが報告されている．

さらには，「年齢」「性周期」「妊娠」などの影響を受け，卵巣機能と密接に関連している[4]．妊娠初期に高値（200～300 U/ml）となり，妊娠経過とともに低下する．

■ CA125 が高かったら

閉経前後で基準値が異なる（表1）．女性では，「婦人科疾患」の存在を念頭において画像検査を行う．なお，月経期には高値となるため（60 U/mlくらいまで上昇し，100 U/ml を超える例もある），月経期を避けて検査することが望ましい（表4）[5]．

CA19-9

■ 上昇する疾患

「膵癌」で70～90％，「胆嚢癌」では70～80％，「大腸癌」「胃癌」「肝癌」では30～60％，「肺癌」「子宮体癌」「卵巣癌」では10％程度とされている．また，「胆道閉塞」を起こした場合，胆道へのCA19-9排泄経路が遮断され，血中へCA19-9が逸脱するため異常高値となる．なお，黄疸のない小膵癌ではCA19-9陽性率が低いため，スクリーニング検査には適さないとされる．

「急性膵炎」「慢性膵炎」「急性肝炎」「慢性肝炎」「糖尿病」「気管支拡張症」「卵巣嚢腫」などでも，血中レベルが上昇することがある．前述のとおり，CA19-9のカットオフ値を100 U/mlと設定することで，これらの良性疾患と進行癌を区別できるとされる[4]．

❶注意：日本人の5～10％はCA19-9を産生できず，CA19-9を腫瘍マーカーとして使用することはできない．この場合，Span-1やCA19-9の前駆体であるDU-PAN-2で計測する．

■ CA19-9 が高かったら

「消化器癌」を中心に検索を行うとともに，「婦人科疾患（卵巣癌や良性腫瘍）」の可能性も考慮して精査を行う．

表4 性周期とCA125

	人数	分布幅(U/ml)	平均値
健常成人男性	34	5～34	8.6
健常成人女性			
卵胞期	23	5～24	16.3
黄体期	15	5～31	15.7
月経期	28	5～83	36.8
閉経期	12	5～14	6.7

(文献5より一部改変)

AFP

■ 上昇する疾患

　AFPは、「肝癌」の代表的マーカーであるが、肝細胞癌があれば必ず上昇するわけではなく、カットオフ値を15 ng/ml とした時でも、肝細胞癌患者のAFP陽性率は64%に過ぎない[6]。

　「慢性肝炎」や「肝硬変」では、肝細胞の壊死や炎症に伴う肝再生によりAFPが上昇する。また、肝細胞癌以外のAFP産生腫瘍においても上昇が認められる[4]。

■ AFPが高かったら

　肝細胞癌検索のために、腫瘍マーカーのAFP-L3やPIVKA-Ⅱ、また各種画像検査を行う。

　慢性肝炎などを疑う場合は、肝機能マーカー検査、血小板、ウイルスマーカー、線維化マーカー、各種画像検査を行う。なお、若年層女性でAFPの上昇を認めた場合は、「卵巣腫瘍(卵黄嚢腫瘍)」の可能性も考慮し、画像検査を行う。

PSA

■ 上昇する疾患

　PSAは、「前立腺癌」の腫瘍マーカーとして測定されるが、「前立腺肥大症」「前立腺炎」「尿路感染症」「尿閉」「尿道カテーテル留置状態」でも上昇す

る[4]．10 ng/m*l* を超える場合，約 60％ 以上が前立腺癌だといわれている[7]．

4～10 ng/m*l* がグレーゾーンであるが，4 ng/m*l* 以下でも，たとえば 1～4 ng/m*l* では 20％ に前立腺癌が生検により発見されるため，グレーゾーンとする意義は少ないとの見解もある．50 歳以上の男性において，PSA のカットオフ値を 4 ng/m*l* 以上とした場合の前立腺生検での陽性的中率は 30％ と報告されている[8]．

■ PSA が高かったら

PSA がグレーゾーンの場合，F/T 比（遊離型 PSA/総 PSA）が良性・悪性疾患の鑑別に有用という報告がある．前立腺良性疾患に比べて，前立腺癌では F/T 比は低値となる傾向があることから，PSA 4～10 ng/m*l*（グレーゾーン）で F/T 比が 15～19％ 以下（基準値以下）であれば，前立腺針生検の適応とされる[7]．

文献

1) 中村哲也，他：婦人科疾患における CA125 値の検討．岡山医学会雑誌 98(9-10)：819-826，1986．
2) Medical Practice 編集委員会，他(編)：臨床検査ガイド 2015 年改訂版．文光堂，2015．
3) 日本臨床腫瘍学会(編)：新臨床腫瘍学 改訂 3 版，南江堂，2012．
4) 矢冨　裕(編)：これだけは知っておきたい検査のポイント 第 9 集，medicina 52(4)，2015．
5) 水口弘司，他：子宮内膜症における CA125．産婦人科の実際 45(10)：1363-1369，1996．
6) 日本肝癌研究会追跡調査委員会：第 18 回全国原発性肝癌追跡調査報告(2004～2005)．肝臓 51(8)：460-484，2010．
7) 高久史麿(監)：臨床検査データブック 2011-2012．医学書院，2011．
8) Catalona WJ, et al : Comparison of prostate specific antigen concentration versus prostate specific antigen density in the early detection of prostate cancer ; receiver operating characteristic curves. J Urol 152(6) : 2031-2036, 1994.

〔末廣　寛・松本俊彦・山﨑隆弘〕

その他

脳ドック(頭部 MRI)で所見を指摘されたら

Question & Answer

Q	脳ドックで施行された頭部 MRI において，点状の T2 高信号域を認めることが稀ならずあるが，すべて「無症候性ラクナ梗塞」と考えてよいのか？
A	異常信号域を認める場合は，その大きさ・形態・分布などの質的診断を通して，「拡大血管周囲腔」「脱髄斑」「ラクナ梗塞」などの鑑別が必要です．

Case

脳ドック検診結果に不安を抱いた中年男性

患者 50歳台，男性

経過 脳ドックの検査結果を持って来院した．頭部 MRI の所見として，❶白質のラクナ梗塞様所見の多発，❷ CMBs の所見なし，❸ VSRAD Z-score = 0.8，❹脳底動脈の単一の動脈瘤（3 mm 大）の記載があり，総合判定欄には「要精密検査」と記されていた．その他の検査項目で指摘されたものはなく，既往歴・自覚症状ともないが，初めての脳ドックの結果に不安を抱いている．

日本脳ドック学会が認定する脳ドック施設は，2014年7月時点で270施設となっており，昨今の健康志向もあって Case のように脳ドックの結果を持参する例が増加するものと思われる．健康成人の 0.7% に陽性とされる "incidental brain tumor"[1]や，病的意義のないくも膜嚢胞，頸動脈エコー検査での内頸動脈狭窄など，多様な検診結果が想定されるが，ここでは誌面の都合上，頭部 MRI 検査結果のなかで「白質病変」「脳萎縮」「脳動脈瘤」に絞って注意点を述べる．今回割愛した内容については，『脳ドックのガイドライン2014』[2]をご参照いただきたい．

無症候性白質病変

　無症候性脳梗塞など白質を中心とした MRI 画像所見は，脳ドックで遭遇する頻度が高いものの1つであり，その多くは脳小血管病 (small vessel disease) に関連している．しかしながら，MRI 検査にて一見ラクナ梗塞様に見えて，病的意義に乏しい所見があるので鑑別を要する．

■「ラクナ梗塞」「拡大血管周囲腔」「脱髄斑」との鑑別

　特に加齢により血管周囲腔 (Virchow-Robin 腔) が拡大した「拡大血管周囲腔」(図1) は，鑑別のうえで重要である．拡大血管周囲腔は，大きさが 3 mm 未満と小さく，辺縁が明瞭である点で「ラクナ梗塞」と区別され，病的意義はないと考えられているが，最近アミロイドアンギオパチーと関連していることが示唆され，その意義は今後見直される可能性がある[3]．一方，海馬に時に観察されるラクナ梗塞様所見は「海馬溝遺残」(図2) と呼ばれる胎生期に形成される構造であり，こちらも病的意義はなくラクナ梗塞と混同しないことが重要である．

　また，多発性硬化症患者においては，発症前からすでに中枢神経において脱髄が無症候性に出現しており，MRI 検査にて偶発的に「脱髄斑」(RIS[*1])が見出されることがある[4]．したがって，脳ドックにおいて白質病変を指摘された場合，RIS の鑑別も必要となる．RIS の一部は多発性硬化症に移行するが，早期の治療介入の是非については結論が得られておらず[5]，RIS が疑われる症例では専門医による定期的なフォローが望ましい．

　まとめとして，「ラクナ梗塞」「拡大血管周囲腔」「脱髄斑」の画像上の鑑別

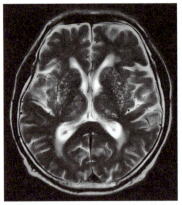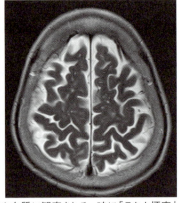

髄液腔と等信号の血管周囲腔が基底核や白質に観察される．時に「ラクナ梗塞」と区別が困難なことがある．

図1 拡大血管周囲腔（T2強調画像）

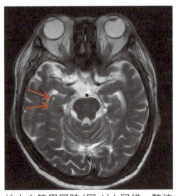

拡大血管周囲腔（図1）と同様，髄液腔と同様，髄液腔と等信号域として観察される．

図2 海馬溝遺残（T2強調画像）

方法を表1に示す．

「大脳白質病変」があったら

「大脳白質病変」は，脳小血管病のもう1つの画像上の表現型であり，T2強調画像・FLAIR画像にて高信号を呈するが，大きさ・形状の点でさまざまである．メタ解析の結果から，同所見は脳卒中や認知症の発症に関与するこ

表1 頭部 MRI における「白質病変」の鑑別方法

	ラクナ梗塞	拡大血管周囲腔	脱髄斑
辺縁	不明瞭・不規則	明瞭・整形	明瞭・卵円形
大きさ	3〜15 mm	3 mm 未満※	3 mm 以上
T1WI	低信号	等信号〜低信号	等信号〜低信号
FLAIR	等信号〜高信号	等信号〜低信号	高信号
分布	基底核, 白質, 視床, 脳幹	血管の走行に一致する	血管の走行に一致しない

※基底核下 1/3 では, 10 mm を超えることがある.

とが明らかにされているものの[6]，抗血小板薬投与の大脳白質病変に対する有効性のエビデンスは十分ではなく，むしろ血圧管理のほうが重要である[7]．また，定期的な画像検査が必要であることは言うまでもないが，Fabry 病や CADASIL（cerebral autosomal dominant arteriopathy with subcortical infarcts and leukoencephalopathy）などの基礎疾患を有することがあり，その内容が多岐にわたるため，白質の変化が高度である場合，若年者や家族歴がある場合は精査が望ましく，専門医へ紹介されたい．

■「CMBs」があったら

『脳ドックのガイドライン 2014』[2]では, MRI の撮像法として T2*強調画像が必須とされており，同画像にて周囲に浮腫を伴わない 10 mm 未満の点状または小斑状の低信号として描出される CMBs（微小出血）[*2]の項目が，脳ドックの結果報告として一般的になると予想される．

GM ノート

＊1 RIS

radiologically isolated syndrome. RIS の診断基準には，❶卵円形の境界明瞭で均一な病巣，❷ 3 mm を超える T2 高信号病巣で，空間的多発性の Barkhof 基準（4 項目中の 3 項目以上）を満たす，❸脳白質病変が血管支配に合致しない，の 3 つが MRI 画像の特徴として記載されている．つまり，これらの特徴を満たす白質病変の場合は RIS を考慮すべきである．ただし，上記の 3 つをすべて満たす場合でも，leuko-araiosis や脳梁を含まない広範な白質病変は RIS に該当しないので注意を要する．

通常，脳葉のCMBsはアミロイドアンギオパチーに関連し，大脳深部のCMBsは高血圧性細小血管障害によると考えられている．抗血小板薬，特にアスピリンの内服によりCMBsの数が増加し，CMBsの数が抗血小板薬内服に関連した脳内出血のリスクになることが明らかにされており[9, 10]，CMBsを有する例では抗血小板薬の使用に慎重を期すべきである．同様に，脳葉のCMBsないし5個以上の大脳深部のCMBsがある場合，抗凝固療法にも配慮が必要となる[11]．

脳萎縮

　脳室拡大や脳溝開大として認められる脳体積（画像的には断面積）の減少は，一般的に「アルツハイマー型認知症」などの神経変性疾患を示唆する重要な画像所見であるが，その他の病態においても同じく脳室や一部の脳溝が拡大し得ることに留意する必要がある．

　その代表的なものが「正常圧水頭症」である．正常圧水頭症の症例では，髄液容積の増大に伴って見かけ上の脳の体積が減少しているため，シルビウス裂の開大とともに高位円蓋部の脳溝狭小化を認める場合には，認知症を認め海馬の萎縮が示唆されたとしても，本疾患を念頭に検討すべきである．

　統計画像解析の手法により海馬（嗅内野）の萎縮を定量的に評価するソフト

GMノート

＊2　CMBs

　cerebral microbleeds．gradient echo法は，磁化率変化の影響を受けやすく，常磁性体の存在はアーチファクトの原因となる．逆にこの性質を利用して，T2*強調画像では血管外に沈着したヘモジデリンを鋭敏に描出できる．本原理により，T2*強調画像にて描出される脳実質の微小出血が通常CMBsと呼ばれているものであるが，その一部は微小梗塞に伴った出血（出血性脳梗塞）を反映していることから，CMBsは脳出血のみならず脳梗塞の予測因子でもある．さらに，血栓中の赤血球成分が血管周囲腔に排出されたものもT2*強調画像にて低信号に描出されることが報告されており，T2*強調画像における陽性所見のすべてが微小出血を意味するものではない．そのため，画像的にCMBsと判別が困難な非出血性病変に対して「pseudo CMBs」という名称が提唱されている[8]．また，海綿状血管腫や石灰化も偽陽性を呈するのでこれらも鑑別を要する．

「早期アルツハイマー型認知症診断支援システム」(Voxel-Based Specific Regional Analysis System for Alzheimer's Disease：VSRAD)が，アルツハイマー型認知症の診断を支援するツールとして普及してきている．Zスコアが2以上の場合，アルツハイマー型認知症の可能性が高いが，「嗜銀顆粒性認知症」や「意味性認知症」などでもスコアが高くなるため，総合的に診断する必要がある．特に萎縮の左右差が目立つ場合は，これらの疾患を考慮すべきである．

　アルツハイマー型認知症の初期では，脳ドックにて認知機能低下を指摘されるもののMRIにて萎縮を認めないケースがある．このような場合，アミロイドβ蛋白の脳内沈着が脳の萎縮に先行することから，ピッツバーグ化合物Bをリガンドとする PET 検査（アミロイドイメージング）が有用と考えられている．ある報告によれば，本検査で陽性と判定された MCI（軽度認知障害）の8割が3年後にアルツハイマー型認知症を発症したのに対して，陰性例では14人中1人のみであった[12]．ただし，アミロイドPETに関しては，読影・判定の標準的な基準が確立しておらず，現段階では本検査も参考所見にとどめるべきと考える[13]．

脳動脈瘤

　「未破裂脳動脈瘤」は成人の3％に発見される比較的頻度が高い所見であるが，一方で脳ドックにおける未破裂脳動脈瘤の正診率は9割程度とされる．特に小型，前交通動脈，内頸動脈-後交通動脈部のものについては正診率は低い傾向にあり，治療を検討するうえではカテーテルを用いた脳血管造影検査が望ましい．外科的な治療の選択の有無にかかわらず定期的な経過観察に加えて，禁煙ならびに血圧管理が重要である．

■ 破裂のリスクも念頭に

　最近発表されたわが国における未破裂脳動脈瘤の観察研究 UCAS Japanの報告[14]では，破裂に関係する因子は，瘤の大きさや部位（前交通動脈・後交通動脈の動脈瘤は，中大脳動脈のそれより約2倍リスクが高い），形状（ブレブのあるもののほうがリスクが高い）であった．本研究では，部位別のさらに詳細な年間破裂率が記載されており今後の指針として重要な資料である（表2）．

表2 未破裂脳動脈瘤の年間破裂率(%)

大きさ	3〜4 mm	5〜6 mm	7〜9 mm	10〜24 mm	≧25 mm
中大脳動脈	0.23	0.31	1.56	4.11	16.87
前交通動脈	0.90	0.75	1.97	5.24	39.77
内頚動脈	0.14	0	1.19	1.07	10.61
内頚動脈-後交通動脈	0.41	1.00	3.19	6.12	126.97
脳底動脈	0.23	0.46	0.97	6.94	117.82
椎骨動脈	0	0	0	3.49	0
その他	0.78	1.37	0	2.81	0
全体	0.36	0.50	1.69	4.37	33.4

(文献14より改変・引用)

『脳ドックのガイドライン2014』[2]では,大きさが5 mmないし7 mm以上の未破裂動脈瘤,5 mm未満でも前交通動脈,内頚動脈-後交通動脈部の動脈瘤,あるいは不整形の動脈瘤は破裂の危険性が高く,治療などの検討が必要とされている.

以上,「白質病変」「脳萎縮」「脳動脈瘤」について概説した.脳ドックに必要な検査項目のほか,結果の解釈・対策全般については『脳ドックのガイドライン2014』[2]に詳しく解説されており,一読をお勧めする.

文献

1) Morris Z, et al : Incidental findings on brain magnetic resonance imaging ; systematic review and meta-analysis. BMJ 339 : b3016, 2009.
2) 日本脳ドック学会 脳ドックのガイドライン作成委員会(編):脳ドックのガイドライン 改訂・第4版. 響文社, 2014. http://jbds.jp/doc/guideline2014.pdf(2015年7月13日現在)
3) Charidimou A, et al : White matter perivascular spaces : an MRI marker in pathology-proven cerebral amyloid angiopathy? Neurology 82(1) : 57-62, 2014.
4) Okuda DT, et al : Incidental MRI anomalies suggestive of multiple sclerosis ; the radiologically isolated syndrome. Neurology 72(9) : 800-805, 2009.
5) Granberg T, et al : Radiologically isolated syndrome--incidental magnetic resonance imaging findings suggestive of multiple sclerosis, a systematic review. Mult Scler 19(3) : 271-280, 2013.

6) Debette S, et al : The clinical importance of white matter hyperintensities on brain magnetic resonance imaging ; systematic review and meta-analysis. BMJ 341 : c3666, 2010.
7) Godin O, et al : Antihypertensive treatment and change in blood pressure are associated with the progression of white matter lesion volumes ; the Three-City (3C)-Dijon Magnetic Resonance Imaging Study. Circulation 123(3) : 266-273, 2011.
8) Fisher M : Cerebral microbleeds ; where are we now? Neurology 283(15) : 1304-1305, 2014.
9) Gregoire SM, et al : Brain microbleeds as a potential risk factor for antiplatelet-related intracerebral haemorrhage : hospital-based, case-control study. J Neurol Neurosurg Psychiatry 81(6) : 679-684, 2010.
10) Naka H, et al : Antiplatelet therapy as a risk factor for microbleeds in intracerebral hemorrhage patients ; analysis using specific antiplatelet agents. J Stroke Cerebrovasc Dis 22(6) : 834-840, 2013.
11) Fisher M : MRI screening for chronic anticoagulation in atrial fibrillation. Front Neurol 4 : 137, 2013.
12) Okello A, et al : Conversion of amyloid positive and negative MCI to AD over 3 years ; an 11C-PIB PET study. Neurology 73(10) : 754-760, 2009.
13) Chételat G, et al : Amyloid imaging in cognitively normal individuals, at-risk populations and preclinical Alzheimer's disease. Neuroimage Clin 2 : 356-365, 2013.
14) UCAS Japan Investigators, et al : The natural course of unruptured cerebral aneurysms in a Japanese cohort. N Engl J Med 366(26) : 2474-2482, 2012.

（髙橋哲也・松本昌泰）

> その他

睡眠呼吸検査が陽性だったら

Question & Answer

Q 睡眠呼吸検査で「陽性」と判定された患者さんが来院したら，どのように対応するか？

A

❶現病歴，既往歴，家族歴，嗜好歴，職業，服薬歴などに加えて，「睡眠習慣」（起床・就寝時刻，睡眠時間，規則的な睡眠をとれているか否か，など）の問診を行います．

❷簡易睡眠検査で，無呼吸低呼吸指数（AHI）[*1]≧40 ならば持続陽圧呼吸（CPAP）療法を導入しますが，AHI<40 の場合は睡眠ポリソムノグラフィー（ポリグラフ）検査（PSG）を追加します．もし SpO_2 モニター（ODI 3%[*2] で結果を表示）で陽性と判定された場合は，原則として簡易睡眠検査か PSG を追加します．

❸PSG にて AHI≧20 であれば CPAP，20>AHI≧5 であれば口腔内装具（OA，マウスピース）を選択します．

❹PSG にて AHI<5 で，眠気や鼾の症状，SpO_2<90% である時間帯がなければ「正常」と判定してかまいませんが，眠気がある場合は睡眠時無呼吸症候群（SAS）以外の日中眠気をきたす疾患の可能性があるため睡眠医療の専門医へ，鼾の主訴がある場合は鼻閉など上気道の器質的な問題が考えられるため耳鼻咽喉科への紹介を検討してください．

> **Case**
>
> ### 鼾と日中眠気を訴え，睡眠時無呼吸症候群（SAS）検診で要精査と判定された1例
>
> **症例** 60歳，男性
>
> **主訴** 日中眠気，鼾．
>
> **現病歴** 20年前から鼾を指摘されており，ここ1年前から日中の眠気も訴えるようになった．201X年8月の人間ドックの夜間SpO_2モニターと質問紙によるSAS検診にて，G判定（要精査）と判定され，同月，当科を受診された．
>
> **既往歴** 10年前から高血圧．3年前からアレルギー性鼻炎．
>
> **喫煙歴** 40本/日，20〜40歳．
>
> **アルコール** ビール350 ml/日×週2回．
>
> **検査所見** 身長165 cm，体重71 kg，BMI 26.1．エプワース睡眠尺度 日本語版（JESS）14点，ODI 3% 25．
>
> **入院後経過** 検診結果よりSASが疑われたが，重症度判定・治療方針決定のために，同年10月に入院にてPSGを施行したところAHI 48で，無呼吸は閉塞性優位であったため，重症の閉塞型SAS（OSAS）と診断され，治療としてCPAP療法（オートCPAP，4〜15 cmH_2O）を開始した．その結果，鼾と日中眠気の症状は改善し，CPAPに記録されたAHIは2〜3に改善した．

GMノート

＊1 無呼吸低呼吸指数（AHI）
- 無呼吸：呼吸停止が10秒以上持続した状態．
- 低呼吸：10秒以上，呼吸気流の振幅が30〜50%以上減少するとともに，SpO_2が3〜4%以上低下，または覚醒反応を伴った状態．
- 無呼吸低呼吸指数：apnea hypopnea index；AHI．1時間あたりの無呼吸＋低呼吸の回数．

＊2 ODI 3%
oxygen desaturation index：ODI．1時間あたりのSpO_2が中間値より3%以上低下する回数．AHIとよく相関するとの報告がある[1]．

睡眠時無呼吸症候群（sleep apnea syndrome：SAS）は，睡眠時に呼吸停止や呼吸流量の低下を呈する疾患である．睡眠の質低下をきたし，それによる眠気や集中力低下は労働災害や交通事故の原因となりうる．また，夜間の低酸素血症や交感神経の賦活をもきたし，高血圧や糖尿病などの生活習慣病，虚血性心疾患や不整脈，脳血管障害などの生命に直接関与する疾患の原因となりうる．

　しかも，有病率が成人男性の3〜7%，女性の2〜5%と高く[2]，潜在する罹患者が多数あると考えられるため，今後，健診や人間ドックでの導入が推進されることが考えられる．そこで本稿では，健診や人間ドックでSASの検査が陽性となった成人患者が，総合診療医のもとを訪れた時の対応法について述べる．

SASの診断

　SASは，次の2つに大別される．
- OSAS：上気道の閉塞による，閉塞型（obstructive）無呼吸が優位
- CSAS：呼吸中枢の異常による，中枢型（central）無呼吸が優位

　大半はOSASであるため，まずOSASを想定して対応するのが順当である．睡眠呼吸検査が陽性か否かの判定は，通常，2005年に米国睡眠医学会（American Academy of Sleep Medicine：AASM）が定めたOSASの診断基準（表1❶）をもとに行っている．要約すれば，次の場合にはOSASと診断とされる．
- 無呼吸の全部もしくは一部が「閉塞型」である．
- AHI[*1]≧5＋自覚症状，もしくはAHI≧15

　1976年にGuilleminaultが定めたSASの診断基準（表1❷）は有名ではあるが，「低呼吸」の概念が欠落しているなど現状に適応しない点があるため，今日では全く使用されない．

さまざまな検査手法

　重要なのは，睡眠呼吸検査が単一ではないことである．米国睡眠障害連合会（American Sleep Disorders Association：ASDA）は，1994年に睡眠呼吸検査をタイプ1〜4に分類した（表2）[3〜5]．このうち，診断のゴールド・

表1 睡眠時無呼吸症候群（SAS）の診断基準

❶米国睡眠医学会（AASM）による OSAS の診断基準（2005）

以下の❹＋❺＋❼、または❻＋❼の診断基準を満たせば、OSAS（閉塞型睡眠時無呼吸）と診断する

❹ 以下のうち，少なくとも1つ以上が該当する
1) 日中の眠気，爽快感のない睡眠，疲労感，不眠
2) 呼吸停止，喘ぎ，窒息感で覚醒
3) ベッドパートナーが，患者の睡眠中の大きな鼾（いびき）か呼吸中断，またはその両方を報告

❺ 1) 睡眠1時間あたり5回以上の呼吸事象（無呼吸，低呼吸，呼吸努力関連覚醒〔RERA〕）[*3]
2) 各呼吸事象のすべて，または一部における呼吸努力のエビデンス

❻ 睡眠ポリグラフ検査記録で，以下のものが認められる
1) 睡眠1時間あたり15回以上の呼吸事象（無呼吸，低呼吸，呼吸努力関連覚醒）
2) 各呼吸事象のすべて，または一部における呼吸努力のエビデンス

❼ 他の睡眠障害，他疾患，薬物または物質使用障害で説明できない

❷Guilleminault による SAS の診断基準（1976）　──現在は使われない！──

一晩7時間の睡眠中に，無呼吸（呼吸停止が10秒以上）が30回以上認められるか，あるいは1時間あたりに5回以上あるもの

❸当院人間ドックの睡眠検査（SpO_2 モニター）による陽性基準

A 判定（正常）　　　　：ODI 3%[*2]＜5
D 判定（要経過観察）：5≦3%ODI＜15 かつ JESS[※]≦10 点
G 判定（要精密検査）：ODI 3%≧15 および JESS≧11 点または自覚症状あり

※実際には，D 判定に相当する人のなかにも，治療が必要な SAS 患者が紛れていることがあるため，上記基準に加えて，症例ごとに SpO_2 と脈拍の変動，センサー不良の有無などをみて総合的に判定している．

※　the Epworth sleepiness scale（エプワース睡眠尺度）日本語版

スタンダードは，タイプ1の監視下 PSG である．タイプ1・2がいわゆるポリソムノグラフィー（PSG）であり，睡眠の質を把握するための脳波センサーを備え

GM ノート

＊3　呼吸努力関連覚醒（RERA）
respiratory effort-related arousal．呼吸努力の増加により覚醒反応を起こすが無呼吸や低呼吸の定義を満たさないもの．確認には食道内圧計測が必要．

表2 睡眠呼吸検査の分類（ASDA）[3～5]

	タイプ1	タイプ2	タイプ3	タイプ4
睡眠呼吸検査	標準PSG※	PSG（監視なし）	簡易検査（呼吸運動センサーあり）	簡易検査（呼吸運動センサーなし）SpO_2モニター
検査項目	（最低限以下7項目）脳波,眼電図,筋電図,心電図,呼吸気流,呼吸運動,SpO_2	同左	呼吸（2チャネル）,呼吸気流,心拍数（心電図）,SpO_2	（以下のうち1つまたは両方）SpO_2,呼吸気流
体位センサー	計測必須	オプションで可	オプションで可	計測不可
下肢運動	計測可能	オプションで可	オプションで可	計測不可
検査中の医療スタッフの監視	あり	なし	なし	なし

※　PSG：睡眠ポリソムノグラフィー（ポリグラフ）検査

ている点がタイプ3・4と異なる．

　タイプ3は，呼吸運動をみるためのバンドセンサーを備えた簡易睡眠検査（以下，簡易検査），タイプ4はバンドセンサーのない簡易検査およびパルスオキシメーター（SpO_2モニター）に相当する．PSGは被験者に多数のセンサーを装着する必要があり，多人数を対象とする健診や人間ドックでのスクリーニングには不向きであるため，より簡便な簡易検査やSpO_2モニターが用いられ，これらの検査で「陽性」と判定された人が医療機関を受診することになる．簡易検査ではAHIを測定できるが，SpO_2モニターでは測定できないため，ODI 3%[*2]で代用する．

　当院の人間ドックでは，SpO_2モニターとJESS（表3）を用いて睡眠呼吸障害のスクリーニングをしており，正常（A判定）・要経過観察（D判定）・要精密検査（G判定）の基準を，表1❸のように定めている．ちなみに，2013年1年間に当院の人間ドックでこの検診を受けた者1,909人の結果は，A判定697人（36.5%），D判定930人（48.7%），G判定282人（14.7%）であり，SASの潜在罹患者の多いことを改めて認識させられるものであった．

表3 エプワース睡眠尺度日本語版(JESS)

	0点: めったに 眠くならない	1点: ときどき 眠くなる	2点: 眠くなること が多い	3点: いつも 眠くなる
❶座って読書をしている時	0	1	2	3
❷テレビをみている時	0	1	2	3
❸人が大勢いる場所(会議の席や劇場,映画館など)でじっと座っている時	0	1	2	3
❹他人が運転する車に,休憩なしで1時間ほど乗っている時	0	1	2	3
❺午後,横になって休憩している時	0	1	2	3
❻座って人と話をしている時	0	1	2	3
❼昼食後,静かに座っている時(飲酒はしていないものとする)	0	1	2	3
❽座って手紙や書類などを書いている時	0	1	2	3

■ 重症度判定は PSG で

SAS の重症度は,

- 軽症:15＞AHI≧5
- 中等症:30＞AHI≧15
- 重症:AHI≧30

とされているが,PSG で測定された AHI と,簡易検査で測定された AHI,あるいは SpO_2 モニターの ODI 3% との間では,しばしば乖離がみられる.

当院で 2013 年の 1 年間に,SpO_2 モニターのあとに PSG を行った 28 例,簡易検査のあとに PSG を行った 34 例を対象に,それぞれ ODI 3% と PSG の AHI,簡易検査の AHI と PSG の AHI との相関を調べたところ,前者においては正相関を認めたがさほど強くなく($r=0.475$, $p=0.011$),後者においては有意な相関がみられなかった(図1).

これは,スクリーニング後に SAS が疑われた者を対象とした検討であり,スクリーニングにおける簡易検査や SpO_2 モニターの有用性とは関係しないが,

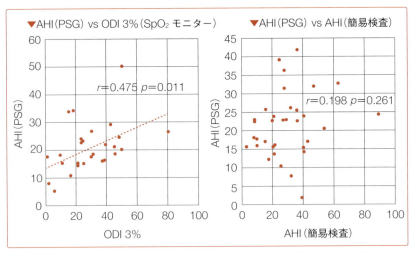

図1 当院における AHI（PSG）と, ODI 3% もしくは AHI（簡易検査）との相関

PSG のほうが信頼度の高い検査である以上，重症度の判定は PSG で行うべきであり，簡易検査や SpO_2 モニターでは代用できないと考えたほうがよい．

SAS の治療

治療の第一選択は「CPAP（continuous positive airway pressure）」であり，軽症例や CPAP 不耐例には口腔内装具（oral appliance；OA，マウスピース）を用いる．耳鼻咽喉科的手術などの他の治療は，あくまでも前記 2 者の補助目的か，無効もしくは不耐例に行われる．

■ AHI（または ODI 3%）≧40 だったら

第一選択である CPAP を処方するには保険診療上の制約があり，2014 年度診療報酬改定の時点では，次のいずれかを満たした場合にのみ保険適用となる．

- AHI≧20＋自覚症状＋脳波所見
- AHI≧40＋自覚症状

したがって，簡易検査で AHI≧40 であれば CPAP を導入する．SpO_2 モニ

ターで ODI 3%≧40 となった場合に CPAP の保険適用になるか否かについては，専門医や医療事務者の間でも意見が分かれるところであり，原則的には PSG もしくは簡易検査を追加するのが望ましい．しかし眠気の症状が強い，または患者が職業ドライバーであるなど，早急に治療したほうがよいと判断されたならば，CPAP 導入もやむをえないと思われる．

■AHI（または ODI 3%）＜40 だったら

簡易検査で AHI＜40（SpO_2 モニターで ODI 3%＜40）の場合は，必ず PSG を追加し，その結果から SAS の種類や重症度を判定して治療方針を検討するべきである．前述のように PSG の AHI と簡易検査の AHI は決して同一のものではなく，また上記のタイプ 4 の機器の場合，CSAS を見落としている可能性があるからである．簡易検査の結果だけを根拠に OA などの CPAP 以外の治療法を，患者に提案・処方することは極力避けなければならない．

■CPAP 治療上の注意

なお，CPAP の要点について述べる．固定圧の CPAP の場合は，処方圧の設定のために CPAP 使用下で PSG を施行し，至適圧を設定（タイトレーション）する必要があるが，Auto-CPAP を使用する場合は必要としない．

導入後，通常 1〜3 カ月ごとに外来診察を行うが，経過中に効果が不十分，または副作用が強い時は，タイトレーション目的または「中枢性無呼吸」の有無を見るために PSG 施行を検討する．もし CSAS が疑われた場合は，心不全や神経疾患の合併の有無を検索する必要がある．また二相性陽圧呼吸（Bi-level PAP）や，適応補助換気（ASV）への変更を考慮する．ただし，Bi-level PAP は CPAP よりも活用が難しく，ASV は保険診療上，心不全の治療機器として位置づけられているため，これらに熟達している専門医へ紹介したほうが無難である．

◉

SAS 診療のフローチャートを 図2 に示す．肝要なのは，簡易検査や SpO_2 モニターは SAS か否かを大雑把にふるい分ける検査に過ぎないため，可能なかぎり PSG を診断の軸とし，その結果に基づいて適切な治療法を患者に提案・提供することである．

また，SAS は関連する診療科が多岐にわたり，鑑別疾患の一部（ナルコレプシー，特発性過眠症，など）は睡眠医療の専門施設でないと診療が難しい．し

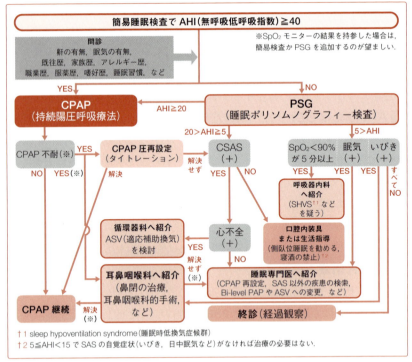

図2 睡眠時無呼吸症候群（SAS）診療のフローチャート（SAS 検診で陽性と判定された場合）

たがって，これらの診療科や医療施設との円滑な連携が迅速に診療をこなす鍵となる．特に PSG を施行可能な医療施設・耳鼻咽喉科，口腔内装具が作製可能な歯科（口腔外科）は，紹介できるところをあらかじめ把握しておくと便利である．

※本稿を執筆するにあたり，世田谷睡眠呼吸センターの川原誠司先生，池袋スリープケアクリニックの金子泰之先生，駒ヶ嶺医院の高崎雄司先生に有益なご助言をいただきました．この場をお借りして深く謝意を表します．

文献

1) 桃井篤子, 他：人間ドックにおける睡眠時無呼吸症候群スクリーニング検査の意義．健康医学 19（4）：580-585, 2004-2005.
2) Punjabi NM：The epidemiology of adult obstructive sleep apnea. Proc Am Tho-

rac Soc 5(2):136-143, 2008.
3) Practice parameters for the use of portable recording in the assessment of obstructive sleep apnea. Standards of Practice Committee of the American Sleep Disorders Association. Sleep 17(4):372-377, 1994.
4) Polese JF, et al：Portable monitoring devices in the diagnosis of obstructive sleep apnea : current status, advantages, and limitations. J Bras Pneumol 36(4);498-505, 2010.
5) Hesselbacher S, et al：Classification, Technical Specifications, and Types of Home Sleep Testing Devices for Sleep-Disordered Breathing. Sleep Med Clin 6(3):261-282, 2011.

〈小野啓資〉

ワンポイントレクチャー4
健康人の「基準範囲」と「臨床判断値」

> **Question & Answer**
> Q. 「臨床判断値」が存在すれば，「基準範囲」は不要？
> A. 「基準範囲」は，その設定技術が向上し，年齢・性差も細かく考慮され，検査値の判読において「健常」の目安としての信頼性が向上した．しかし，基準範囲を「正常」と「異常」の区別に用いるべきではなく，検査値を他の所見も考慮して判読する必要がある．一方，「臨床判断値(予防医学閾値)」は，特定疾患の発症予測の目安として専門家の合意で決定される．しかし，検査を他の目的や疾患に利用する場合には，臨床判断値を一律に適用するべきではなく，検査値の年齢・性差も考慮すべきである．よって「基準範囲」は，臨床判断値の利用においても必要となる．

　2015年，日本人間ドック学会(Japan Society of Ningen Dock；JSND)では，150万人の健診検査データを最新の統計処理技術を使って分析し，検査項目の性別・年代別の「基準範囲」を新たに設定した[1]．しかし，その設定値と臨床ガイドラインに示された「臨床判断値」との差異について，議論が起こっている．そこで，両者の概念と設定法を対比して解説し，臨床の現場でその混同を避けてどのように使い分けるべきかを述べる．

「基準範囲」とは
■ 「基準範囲」の概念

　基準範囲は「健常者における検査値の標準的な範囲」で，その値を判読する目安となる．米国臨床検査標準化協議会(Clinical Laboratory Standards Institute；CLSI)の指針による「基準範囲」の国際的な定義(図1)は，一定の条件を満たす健常者を**基準個体**と呼び，それから一定の条件で採取した試料の測定値を**基準値**と呼び，基準値分布の中央の95%区間を**基準範囲**とする[2,3]．

　基準範囲は以前「正常範囲」と呼ばれていたが，「正常」と「異常」を必ずしも区別する値ではないので，この名称に改められた．すなわち，❶定義から「基準個体」の5%は異常値をとる，❷「基準個体」の選別で潜在病態を完全には除外しきれない，❸個人の「基準範囲」は狭く，基準範囲内でも個人別にみると異常な場合がある，などの理由から「正常範囲」という用語を用いると誤解を生じやすいためである[2,3]．

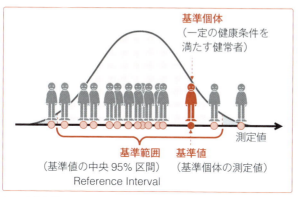

図1「基準範囲」に関する用語

臨床検査が標準化され，基準範囲の再評価と共用化が重要課題に

さて，基準範囲の設定は，上記の定義からは簡単そうにみえるが，実は難しい．それは，❶「基準個体」の定義が不明確であり，潜在病態の影響を除外しきれない，❷検査値の分布型が不明確で，その中央95%区間を簡単には決められない，❸基準個体を十分数集めないと安定した範囲が求められない，などの理由からである．

そのため，病院ごとに設定して利用されている臨床検査の基準範囲は，全国的にまったく不統一である．さらに，設定された当時は臨床検査値が標準化されていなかったことも，不統一の原因である．

しかし近年，国際臨床化学連合（International Federation of Clinical Chemistry；IFCC）とその加盟国の協調した努力により，主要な検体検査の測定法の標準化が世界規模で達成された．これを機に，標準化された臨床検査について，その基準範囲を**多施設共同でより多くのデータから標準的な手順で設定する必要性**が認知され，2005年にIFCCに基準範囲判断値委員会（Committee on Reference Intervals and Decision Limits；C-RIDL）が設置された．現在C-RIDLにおいて，基準範囲設定法の最適化・標準化が検討され，そのフィールドワークとして世界規模での"基準範囲新規設定プロジェクト"が進行中である[4]．

これらのプロジェクトにおいては，従来の基準範囲設定の課題を克服すべく，最新の基準範囲設定法として**潜在異常値除外（LAVE）法**[*1]（図2），またパラメトリック法[*2]が用いられている．

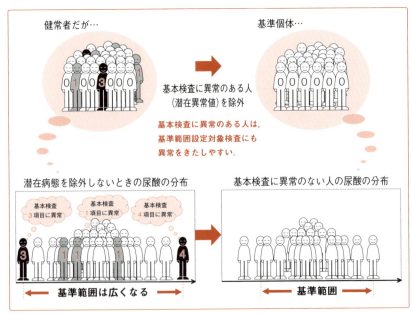

図2 潜在異常値除外(LAVE)法の原理

GMノート

*1 潜在異常値除外(LAVE)法：latent abnormal values exclusion method. 基準範囲設定のうえの最大の課題は，基準個体として一定の健常条件を満たしてはいても，潜在的に異常値を有するケースが多いことへの対応である．特に，健診で用いられる基本的な検査の多くは栄養マーカー検査であり，健常者に高率に存在する代謝症候群の影響を受け，基準範囲が広く求められる可能性が高い．そこで考えられた方法がLAVE法で，多数の検査が同時に測定されている場合，検査値の相互関連性を利用して潜在病態を除外することで，基準範囲設定値を最適化する方法である[5〜7]．

*2 パラメトリック法(P法)：基準値の分布型は，ほとんどの検査項目において正規分布とはならない．そのため，CLSIの指針では，データを並べ替えて中央95%の区間を推定するノンパラメトリック(NP)法を推奨している．しかし，パラメトリック(P)法，すなわち基準値の分布をべき乗変換により正規分布に変換し，変換後の95%区間(平均値±1.96×標準偏差)を逆変換すると，より的確に基準範囲が求まることが最近の研究で明らかとなった[5, 6]．そのためP法は，現在進行中のC-RIDLの世界規模基準値調査で採用されている[7]．

■ 日本における基準範囲新規設定プロジェクト

JSNDでは，臨床検査の標準化が達成されたことを前提に，全国188ヵ所の健診施設から統一形式で収集された健診検査データ150万件を利用し，いわゆるデータマイニング法により基準範囲の設定を行った[1]．

ここで「健常」の基準には，定期的な服薬治療を受けておらず，重篤な既往歴がなく，BMI < 25 kg/m^2，収縮期血圧130 mmHg未満，拡張期血圧85 mmHg未満，飲酒量酒1合/日未満，喫煙しないという厳しい条件（A基準）を置いた．その結果，A基準を満たす健常者は150万件中34万件(23%)であった（実際には，A基準に合致する健常者を選別したあと，年齢均質化処理と，〔検査項目ごとに偏りのあった施設を除去したために生じた〕欠損値を有する人の除外処理を行っているので，LAVE法適用前のデータ数がさらに36%減少した）．

さらに，LAVE法を最も厳しい基準で適用し，主要9検査項目（アルブミン，尿酸，血糖，中性脂肪〔TG〕，HDLコレステロール〔HDL-C〕，LDLコレステロール〔LDL-C〕，AST，ALT，γ-GTP〔GGT〕）に，当該項目以外で1つでも異常値があればその人を除外した（A基準該当者の45%を除外）．この厳選された健常者（"fully normal" indi-viduals）のデータから，生化学検査・末梢血検査計20項目の基準範囲がP法により設定された（表1）．

「臨床判断値」とは

臨床判断値は「特定の疾患（病態）に対する診断・治療介入の目安となる検査値」であり，❶診断閾値，❷治療閾値，❸予防医学閾値の3つに大別される[3]．

■ 3種の臨床判断値と設定法

診断閾値は「特定の病態がある」と診断する検査の限界値で，その病態に特異性が高い検査（臓器マーカー，腫瘍マーカーなど）に対して設定される．「カットオフ値」とも呼ばれ，通常，症例対照研究により，疾患群と非疾患群の検査値の分布から，最適な位置に設定される．診断閾値を用いる検査としては，前立腺癌に対する前立腺癌特異抗原（PSA），バセドウ病に対する抗TSHレセプター抗体などである．

治療閾値は「治療介入の必要性」を示す限界値で，長期の臨床医学の経験則や症例集積研究により定まる．その代表例は，腎不全に対し透析を施行すべきクレアチニン値，すぐに是正すべきカリウムやカルシウム値などである．

予防医学閾値は「特定疾患の発症リスクが高い」と予測され，その予防のため一定の対応が要求される検査の臨界値である．疫学調査研究（主にコ

表1 基準範囲一覧（日本人間ドック学会）[1]

項目	単位	男女 年齢	下限	中央	上限	男性 年齢	下限	中央	上限	女性 年齢	下限	中央	上限
TP	mg/dl	30〜64	6.5	7.1	7.9								
Alb	g/dl					30〜44	4.1	4.5	4.9	30〜64	3.9	4.4	4.8
						45〜64	4.0	4.4	4.8				
CRE	mg/dl					30〜64	0.66	0.86	1.09		0.47	0.63	0.81
eGFR	ml/min/1.73 m²	30〜44	64	84	113								
		45〜64	55	75	101								
UA	mg/dl					30〜64	3.6	5.9	7.9		2.7	4.2	5.9
TBil	mg/dl	30〜64	0.41	0.80	1.65								
TC	mg/dl					30〜64	155	201	257	30〜44	144	185	237
										45〜64	158	216	280
TG	mg/dl					30〜64	43	89	209	30〜64	33	62	136
Non-HDL-C	mg/dl					30〜64	94	139	195	30〜44	78	112	161
										45〜64	89	139	206
HDL-C	mg/dl					30〜64	41	60	93	30〜64	50	73	106
LDL-C	mg/dl					30〜64	74	121	180	30〜44	61	100	150
										45〜64	73	122	185
FW-LDL-C	mg/dl					30〜64	80	121	172	30〜44	68	101	148
										45〜64	76	125	185
AST	U/l					30〜64	14	20	31	30〜44	12	17	24
										45〜64	13	20	30
ALT	U/l					30〜64	11	19	38	30〜64	8	14	24
GGT	U/l					30〜64	13	26	87	30〜64	9	16	37
ALP	U/l					30〜64	122	196	300	30〜44	100	152	242
										45〜64	110	193	326
Glu	mg/dl					30〜64	84	96	114	30〜64	79	91	105
HbA1c	%					30〜64	4.79	5.46	6.01	30〜44	4.81	5.32	5.94
										45〜64	4.87	5.55	6.08
RBC	10⁴/μl					30〜64	432	480	528	30〜64	387	434	478
Hb	g/dl					30〜64	13.7	15.0	16.3	30〜64	12.0	13.2	14.5
Ht	%					30〜64	41	44	48	30〜64	36	40	43
MCV	fl	30〜64	84	92	99								
MCH	pg	30〜64	28	31	33								
MCHC	g/dl					30〜64	32	34	36	30〜64	32	33	35
WBC	/μl	30〜64	3,185	5,113	8,273								
PLT	10⁴/μl	30〜64	15	23	33								

潜在異常値除外法で用いた除外基準項目は化学検査項目ではAlb, UA, Glu, HDL-C, LDL-C, TG, AST, ALT, GGTであり, 末梢血検査ではRBC, Hb, Ht, and MCVであった.

基準範囲

- 定義：検査を判読する際の目安となる，基準個体の測定値の分布幅（中央95%区間）．
- 用途：設定値は，特定の疾患の識別を前提としたものではなく，一般性をもつ．
- 設定法：**フィールド調査**
  一定の条件を満たす健常者を募集し，試料を採取して測定．異常を有するものを2次除外し，その測定値の中央95%区間を基準範囲とする．

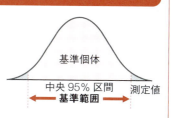

予防医学的閾値

- 定義：疫学研究から将来の発症が予測され，予防医学的な見地から一定の介入が要求される検査閾値（LDL-C, TG, ALT）．
- 用途：設定値は，対象疾患の診療で利用されるが，一般性をもたない．
- 設定法：**コホート研究**
  特定の疾患を将来起こしうる集団を経時的に観察し，測定値のレベルと発症率の関連を調査．

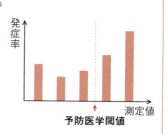

図3 「基準範囲」と「予防医学閾値」の概念・設定法の比較

ホート研究）で，検査値レベルと発症率の関係を調べ，専門家のコンセンサスにより設定される．代表例は，血糖，LDL-Cなどに対する判定値である．

「基準範囲」と「臨床判断値」の相違点（図3）

「基準範囲」と混同されやすいのは，臨床判断値のうち「予防医学閾値」である．

基準範囲は，フィールド調査により選別された健常者の検査値分布の中央95%の区間であり，検査値を判読する目安となる値である．ただ，それ単独では診断や治療の判定の拠りどころにはできない．

一方，予防医学閾値は，特定の病態（たとえばLDL-Cの場合，動脈硬化性疾患）に対して予防医学的な観点から，早期介入の目安として設定された

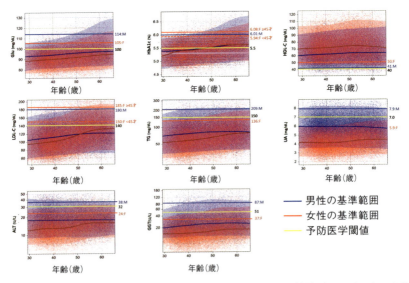

日本人間ドック学会（JSND）に所属する188施設から集められた健診データから，次の条件を満たす個体（"fully normal"individuals）を抜き出して，男女別に年齢と検査値の関係を2次元散布図の形で打点した．

▼打点条件
❶ 定期的な服薬治療を受けておらず，重篤な既往歴がなく，BMI≦25 kg/m^2，飲酒量酒1合/日未満，喫煙しない
❷ アルブミン，尿酸，血糖，中性脂肪，HDLコレステロール，LDLコレステロール，AST，ALT，GGTの9項目の検査値のいずれにも異常値をもたない

図4 主要臨床検査の男女別加齢変化図[1]

値である．しかし，他の病態の診断や治療の目安には必ずしもならない．また，検査値を判読するには，病態変動に先立って，その生理的変動，特に性や年齢を考慮すべきであるが，予防医学閾値ではそれが考慮されていないことに注意を要する．

図4は，JSNDが調べた基準値の性別・年齢別分布に，基準範囲の上下限値および予防医学閾値を記している[1]．これから，基準値には明瞭な性差・年齢差が存在し，それに応じて基準範囲を細やかに設定すべきとわかる．特に，この加齢変化図は"fully normal"（A'基準を満たし，基本検査値にも異常がないという条件を満たす個体）から描

いたものであり，"fully normal"であっても，臨床判断値を超える割合が性・年齢に依存してさまざまに存在することに着目する必要がある．もしある症例が十分な健康属性をもち，他の検査値に全く異常がなければ，臨床判断値を軽度超えていても，その健康リスクは，他の属性に問題があるケースと比べれば，低いと解釈できる．

このことから，予防医学閾値も基準範囲と全く同じで，他の複数の検査情報や臨床所見を組み合わせて，総合的な観点から利用する必要がある．

■ 臨床判断値があれば，基準範囲は不要か？

代謝関連検査などで，臨床判断値（予防医学閾値）が臨床のガイドラインで記されていれば，基準範囲をあえて設定する必要はないと考える向きも多い．たとえば LDL-C の臨床判断値は，日本動脈硬化学会の『動脈硬化性疾患予防ガイドライン 2012 年版』[8]では，140 mg/dl となっており，それを上限値にすべきと考えがちである．しかし，LDL-C は動脈硬化とは無関係に，胆道閉塞，ネフローゼ，甲状腺機能低下症などでも上昇し，この場合 140 mg/dl を目安にそれらの病態を診断するよりも，基準範囲上限値を用いるほうが理にかなっている．また，予防医学閾値とは反対側の基準範囲下限値も臨床的には重要で，LDL-C の場合，栄養不良や甲状腺機能亢進症において低下する状態を診断するのに必要となる．したがって，基準範囲の存在は，さまざまな病態において検査値を解釈する目安として重要となる．

*

実は，2014 年の JSND による基準範囲新規設定に先立って，日本臨床化学会（Japan Society of Clinical Chemistry ; JSCC）は IFCC のアジア地域調査[9]および日本臨床衛生検査技師会の基準値調査[10]などの最新の調査結果を統合し，2012 年に日本の健常者 6,345 人から，LAVE 法と P 法を利用して基準範囲を設定した[11, 12]．結果的に，JSCC の設定値は，厳格な条件で設定した JSND の設定値とほとんど同じであった．このことから，検査の基準範囲の設定には LAVE 法を適用し，検査値に異常のないことを保証することの重要性が示された．実際上，C-RIDL の世界規模調査でも LAVE 法の必要性が認知され，かつ十分数の基準個体を多施設共同で募り，信頼性の高い基準範囲を設定することが必須要件となっている[4, 7]．また，年齢・性別の基準値プロファイルの作成も重要な要求事項となっている．

このような展開から，今回 JSND により新規設定された基準範囲は，JCSS のそれと同様に，従来のものとは全く違うものであり，検査値を読む際の信頼

性のある「健常」の目安として，日常臨床で活用すべきと言える．ただ，「基準範囲」の設定調査そのものは横断的研究であり，長期の疫学調査（縦断的研究）により設定された「予防医学閾値」を常に重視し，総合的な観点から慎重に利用すべきであることは言うまでもない．

文献

1) Yamakado M, et al：Derivation of gender and age-specific reference intervals from fully normal Japanese individuals and the implications for health screening. Clin Chim Acta 447：105-114, 2015. Erratum：Clin Chim Acta 456：180-183, 2016.
2) Gary L Horowitz, et al：CLSI and IFCC C28-A3 document；Defining, establishing and verifying reference intervals in the clinical laboratory；approved guideline, third edition. 28(30)：1-76, 2008.
3) 市原清志：基準範囲と基準値——概念・設定法・用途から見た相違点．検査と技術 35(11)：1045-1052, 2007.
4) Ozarda Y, et al：Protocol and standard operating procedures for common use in the worldwide multicenter study on reference values. Clin Chem Lab Med 51(5)：1027-1040, 2013.
5) 市原清志：潜在基準値法による日常検査情報の活用．臨床検査 49(12)：1471-1485, 2005.
6) Ichihara K, et al：An appraisal of statistical procedures used in derivation of reference intervals. Clin Chem Lab Med 48(11)：1537-1551, 2010.
7) Ichihara K：Statistical considerations for harmonization of the global multicenter study on reference values. Clin Chim Acta 432：108-118, 2014.
8) 日本動脈硬化学会：動脈硬化性疾患予防ガイドライン2012年版．杏林舎，2012.
9) Ichihara K, et al：The Asian project for collaborative derivation of reference intervals；(1) strategy and major results of standardized analytes. Clin Chem Lab Med 51(7)：1429-1442, 2013.
10) Yamamoto Y, et al：Nationwide multicenter study aimed at the establishment of common reference intervals for standardized clinical laboratory tests in Japan. Clin Chem Lab Med 51(8)：1663-1672, 2013.
11) 市原清志：日本における主要な臨床検査値の基準範囲の共用化．Schnellar 87：3-11, 2013.
12) Ichihara K, et al：Collaborative derivation of reference intervals for major clinical laboratory tests in Japan. Ann Clin Biochem 53(pt3)：347-56, 2016.

（市原清志）

索引

数字・欧文

1秒率　25

A

ABC検診　111
ACOS（asthma-COPD overlap syndrome）　29
AFP（アルファフェトプロテイン）　87, 150
AHI（apnea hypopnea index，無呼吸低呼吸指数）　161, 166, 167
ALT　83
apical cap（胸膜肥厚陰影）　37, 38

B

B型肝炎　83, 85
B型慢性肝炎　57
BMI　10, 13
BNP（B-type natriuretic peptide，脳性ナトリウム利尿ペプチド）　114
BUN（血液尿素窒素）　128

C

C型肝炎　83, 86
C型慢性肝炎　57
CA125　146, 149
CA19-9　149
CEA　147
　──が軽度上昇する疾患・原因　148
　──が高度上昇する疾患　148
CKD（慢性腎臓病）　125, 130
CMBs（cerebral microbleeds，微小出血）　155, 156
COPD　28
CPAP（continuous positive airway pressure，持続陽圧呼吸療法）　160, 161, 166, 167
CPFE（combined pulmonary fibrosis and emphysema，気腫合併肺線維症）　30

CRP　80

D・E・F

DXA（dual energy X-ray absorptiometry，二重エネルギーX線吸収法）　140-142, 144
eGFR（estimated GFR，推算糸球体濾過量）　130, 131
European Carotid Surgery Trial（ECST）法　53
FRAX®（fracture risk assessment tool，骨折リスク評価ツール）　143

G

GFR（糸球体濾過量）　130
GGN（すりガラス陰影）　44, 45
GWAS（genome-wide association study，ゲノムワイド関連解析）　136

H・I

HBs抗原　83
HBVDNA　85
HCV抗体（HCVRNA）　83
IMT（intima-media thickness，内中膜複合体厚）　50, 51

L・M

LDLコレステロール　5
MCHC　81
MCV　81

N

NAFLD（non alcohol fatty liver disease，非アルコール性脂肪肝）　62
NASH（non-alcoholic steatohepatitis，非アルコール性脂肪性肝炎）　59, 61, 62

North American Symptomatic Endarterectomy Trial (NASCET) 法 53
NT-proBNP 113, 114, 117

O・P

ODI 3% 161
part-solid nodule 44, 45
PSA 151
PSG［睡眠ポリソムノグラフィー（ポリグラフ）検査］ 160, 165
PSV (peak systolic velocity, 収縮期最高血流速度) 54
pure GGN 44, 45

Q・R

QUS［quantitative ultrasound, 定量的超音波法（踵骨）］ 141, 142
RF（リウマトイド因子）95, 97
RIS（radiologically isolated syndrome）155

S・T・Y

SAS（睡眠時無呼吸症候群）160, 162, 168
solid nodule 45, 47
SpO₂ モニター 160
ST-T 変化, 非特異的 15-17
TS-CT (thin-section CT, 薄層 CT) 45
YAM（若年成人平均値）140

和文

あ

アルブミン 125
悪性腫瘍 12, 13

い

胃・十二指腸潰瘍 90
胃癌 90, 105
胃癌検診 105, 107, 110
胃癌予防効果 90
胃癌リスク検診 111
萎縮性胃炎 106
遺伝学的検査 135
遺伝子検査 134

う・え・お

うつ病 12
エプワース睡眠尺度日本語版（JESS）165
音響陰影（acoustics shadow：AS）71

か

拡大血管周囲腔 153
肝炎ウイルス 57
肝炎ウイルスマーカー 84
肝癌 86, 150
肝硬変 57
── 症（C 型）の超音波画像 58, 59
肝細胞癌 57
肝実質
── のエコーパターンの評価 62
── のエコーレベルの評価 62
関節腫脹 97

関節リウマチ（RA） 96, 97
　──の分類基準 98

き

気腫合併肺線維症（combined pulmonary fibrosis and emphysema：CPFE） 30
気道可逆性試験 30
基準範囲 3, 170, 171
喫煙 24, 29, 42
急性心不全 114
狭窄度 53
胸部CT検診 42, 46
胸部単純X線写真 37, 43
胸膜石灰化 38
胸膜肥厚 37
胸膜肥厚様陰影（apical cap） 37, 38
禁煙 24, 29

く・け

グロブリン 127
ゲノムワイド関連解析（genome-wide association study：GWAS） 136
径狭窄率の測定法 53
頸部血管エコー検査 49
血液尿素窒素（BUN） 128
血清クレアチニン 128, 130
血清ペプシノゲン検査 105
血尿 122
健康キャリアー（healthy carrier） 83
健康診断（健診） 2
　──の至適間隔 32
検診 2
　──の感度 3
　──の特異度 3

こ

コメット様エコー 67

コレステロールポリープの超音波画像 68
呼吸機能異常 24
呼吸機能検査 24
呼吸努力関連覚醒（RERA） 163
抗CCP抗体 95, 100
抗核抗体 95, 101, 102
拘束性換気障害 24, 26, 27
高血圧スクリーニングの至適間隔 34
高尿酸血症 128, 129
骨粗鬆症検診 140, 142
骨粗鬆症スクリーニングの至適間隔 32
骨密度測定 141
骨密度低下 142
骨量減少 140, 142
骨量測定 140

し

シェーグレン症候群 103
糸球体濾過量（GFR） 130
脂質異常症スクリーニングの至適間隔 34
脂肪肝 59
　──の超音波画像 61
脂肪性肝 60
持続陽圧呼吸（CPAP）療法 160, 161, 166, 167
腫瘍マーカー 146, 147
腫瘍マーカーの基準値と強陽性の程度 148
十二指腸潰瘍 106
収縮期最高血流速度（peak systolic velocity：PSV） 54
踵骨QUS 141, 142
上皮内癌 45
上部消化管内視鏡検査 93
心電図 15
心不全診断 113
神経性食思不振症 12

す

スパイロメトリー 25

すりガラス陰影（GGN） 44, 45
　——，一部充実部分を含む 44, 45
　——，均一な 44, 45
推算糸球体濾過量（estimated GFR：eGFR）
　　　　　　　　　　　　　　130, 131
睡眠呼吸検査 160
　—— の分類（ASDA） 164
睡眠時無呼吸症候群（sleep apnea
　syndrome：SAS） 160, 162, 168
　—— の検診 161
　—— の診断基準 163
睡眠ポリソムノグラフィー（ポリグラフ）検
　査（PSG） 160, 165
膵癌 149

せ

脆弱性骨折 142
赤沈 79, 80
赤血球 81
全身性エリテマトーデス 103
全身性硬化症 103
前浸潤癌 45
前立腺癌 151

そ

総頸動脈の拡張末期血流速度比（ED比） 54
総頸動脈プラーク 50

た

多発性筋炎 103
体細胞遺伝子検査 134
体重減少 10, 11, 13
体重低下のフローチャート 13
大脳白質病変 154
脱髄斑 153
胆石 69, 70

胆石症の超音波画像 70
　——（コレステロール系結石） 72
　——（小結石：堆積型） 72
胆道閉塞 149
胆囊癌 64, 70, 149
　—— の超音波画像 67
胆囊腺筋腫症底部限局型の超音波画像 68
胆囊ポリープ 63
　—— の超音波画像 65, 66
蛋白クレアチニン比 124

ち

聴神経腫瘍 20
聴力検査 21
聴力低下 20

つ・て

痛風 129
デブリエコー（debris echo） 70
点状高エコー 67

と

努力呼気曲線 25, 27
努力性肺活量 25
糖尿病スクリーニングの至適間隔 33
頭部 MRI 152
動脈硬化 49
特定健康診査 5, 75
特定健康診査項目と判定値 6
特定保健指導 5, 75

な

内頸動脈狭窄 50
内頸動脈プラーク 51
内視鏡による胃癌スクリーニング 90
内中膜複合体厚（intima-media thickness：
　IMT） 50, 51

難聴　20

に

尿潜血　122
尿蛋白　123, 124
尿沈渣　123

の

脳萎縮　156
脳性ナトリウム利尿ペプチド（B-type natriuretic peptide：BNP）　114
脳動脈瘤　157
脳ドック　152
嚢胞状肺気腫　39

は

肺活量　25
肺癌　43, 46
肺癌検診　43
　——，低線量 CT による　43
肺気腫　39
肺気量分画　25
肺結節影　42, 46
肺尖部陰影　38
肺尖部胸膜肥厚　37, 38
白質病変　153
　—— の鑑別方法，頭部 MRI における　155
薄層 CT（thin-section CT：TS-CT）　45
白血球減少　78
汎血球減少　82

ひ

ピロリ菌（ヘリコバクター・ピロリ）
　　　　　　　88, 89, 108, 111
　—— 感染胃炎　91
　—— 検査　93

　—— 抗体測定法　91
　—— 除菌（治療）　90, 93
　—— 除菌判定検査　94
びまん性肝疾患　56
皮膚筋炎　103
非アルコール性脂肪肝（non alcohol fatty liver disease：NAFLD）　62
非アルコール性脂肪性肝炎（non-alcoholic steatohepatitis：NASH）　59, 61, 62
　—— の超音波画像　63
非特異的 ST-T 変化　15-17
病原体遺伝子検査　134
貧血　81

ふ

ブラ　39, 40
ブレブ　40
プラーク　49
腹部エコー　56

へ・ほ

ヘリコバクター・ピロリ（ピロリ菌）
　　　　　　　88, 89, 108, 111
ペプシノゲン（pepsinogen：PG）　106
閉塞性換気障害　24, 26, 28
便潜血　13
補聴器　22

ま

マイクロ RNA　135
慢性胃炎　89
慢性肝障害　56
慢性心不全　115
慢性腎臓病（CKD）　125, 130
　—— の重症度分類　126

み

未破裂脳動脈瘤　157
　──の年間破裂率　158

む

無呼吸低呼吸指数（apnea hypopnea index：AHI）　161, 166, 167
無症候性キャリアー（asymptomatic carrier）　83
無症候性白質病変　153

よ

予防医療　134

ら

ラクナ梗塞　153
卵巣癌　149

り・ろ

リウマトイド因子（RF）　95, 97
臨床検査の標準化　74
臨床判断値　3, 171
肋骨随伴陰影　38, 39